Monika Dörflinger

Wege der Heilung?

**Alternative Diagnose- und Therapieverfahren
aus christlicher Sicht**

ᏁᎬᏁ

Die Bibelzitate sind, soweit nicht anders
angegeben, entnommen aus der
Einheitsübersetzung der Heiligen Schrift
© 1980 Katholische Bibelanstalt, Stuttgart

1. Auflage 08/2001

© D&D Medien GmbH
Schubertstraße 28, D-88214 Ravensburg
Satz und Umschlaggestaltung:
D&D Medien GmbH
Titelfoto: © Elisabeth Dörflinger
Alle Rechte vorbehalten
Druck: St.-Johannis-Druckerei, Lahr

ISBN 3-932842-28-6

Inhalt

Dank

Ganz besonders danken möchte ich an dieser Stelle der überkonfessionellen Initiative „Christen im Gesundheitswesen", einem Zusammenschluss christlicher Therapeuten und Mitarbeitern im Gesundheitswesen, die hervorragende Arbeit leisten und mir beim Verfassen dieses Buches auch so manche Anregung gegeben haben. Möge das Ergebnis meines Schaffens mithelfen, die Ziele von „Christen im Gesundheitswesen" zu unterstützen, vor allem, der christlichen Dimension in Therapie und Pflege den Platz einzuräumen, der ihr auch gebührt.

Mein Dank gilt auch den mir so wertvollen Frauen meiner Gebetsgruppe, die mir den Rücken freigehalten und es mir so erst ermöglicht haben, dieses Buch zu verfassen.

Vorwort

Alternative Heilmethoden – wohl kein anderes Thema wird heute so heftig und emotional unter Christen diskutiert. Vor allem in jungen Familien und in Familien mit chronisch Kranken herrscht eine gewisse Ratlosigkeit, da einerseits gerade hier die Naturheilkunde eine sehr gute, wenn nicht sogar bessere, sanfte Alternative zur Schulmedizin darstellt, die Naturheilkunde sich jedoch als einen für den Laien fast undurchdringbaren Dschungel an Methoden präsentiert, die z. T. von Esoterik und anderen Kulturen und Religionen durchsetzt sind. Es ist notwendig, sich darüber Gedanken zu machen. Aber vielerorts wird zu ängstlich damit umgegangen, d. h. die ganze Alternativmedizin verteufelt, was ich für genauso problematisch halte. Denn auch dies widerspricht der göttlichen Schöpfungsordnung.

Dieses Buch will für all jene, die vor diesem Dschungel stehen, ein Wegweiser, aber auch eine Ermutigung sein, die uns von Gott gegebenen Heilkräfte in der Natur ohne Furcht zu nutzen und diese von denjenigen Praktiken zu unterscheiden, die für uns als Christen nicht praktiziert werden sollten, da sie „Türöffner" für esoterische Einflüsse sein könnten oder uns auch schlicht von Gott untersagt wurden – zu unserem Heil wohlgemerkt. Das Buch enthält Erfahrungen und tiefere Einsichten aus dem Praxisalltag und der Seelsorge und will versuchen, Ihnen entsprechendes Handwerkszeug zur Beurteilung diverser Heilmethoden und Therapeuten mitzugeben.

Gott hat die Natur mit all ihren heilenden Kräften geschaffen und dem Menschen aufgetragen, sie sich untertan zu machen, d. h. auch, ihre Heilkräfte zu nutzen. So haben sich über Jahrhunderte hinweg viele Heilverfahren gebildet, in denen die Natur jedoch meines Erachtens häufig den falschen Stellenwert zugeschrieben bekommt. Es kommt also bei vielen Verfahren auf die Haltung an, welche Weltanschauung bzw. Heillehre oder Heilslehre der Therapeut zugrunde legt, aber auch, in welcher Haltung der Patient die Behandlung bzw. Heilung empfängt.

„Gott bringt aus der Erde Heilmittel hervor, der Einsichtige verschmähe sie nicht" (Sir 38,4, vgl. auch Sir 38,1-15).

„Auch damals, als die schreckliche Wut wilder Tiere über sie hereinbrach und sie durch die Bisse tückischer Schlangen umkamen, dauerte sein Zorn nicht bis ans Ende. Zur Warnung wurden sie nur kurz in Schrecken versetzt und bekamen ein Rettungszeichen, damit sie sich an die Vorschrift deines Gesetzes erinnerten. Wer sich dorthin wandte, wurde nicht durch das gerettet, was er anschaute, sondern durch dich, den Retter aller. Dadurch hast du unsere Feinde überzeugt, dass du es bist, der aus allem Übel erlöst. Denn sie wurden durch die Bisse der Heuschrecken und der Stechfliegen getötet, ohne dass es ein Heilmittel für sie gab; sie verdienten es ja, durch solches Ungeziefer gezüchtigt zu werden. Deine Söhne aber wurden nicht einmal durch die Zähne giftspritzender Schlangen überwältigt; denn dein Erbarmen kam ihnen zu Hilfe und heilte sie. Sie wurden gebissen, aber schnell wieder gerettet, damit sie sich an deine Worte erinnerten; .... Weder Kraut noch Wundpflaster machte sie gesund, sondern dein Wort, Herr, das alles heilt." (Weish 16,5-12, vgl. Num 21,4-9)

„An beiden Ufern des Flusses wachsen alle Arten von Obstbäumen. Ihr Laub wird nicht welken, und sie werden nie ohne Frucht sein. Jeden Monat tragen sie frische Früchte; denn das Wasser des Flusses kommt aus dem Heiligtum. Die Früchte werden als Speise und die Blätter als Heilmittel dienen." (Ez 47,12)

„Im neununddreißigsten Jahr seiner Regierung erkrankte Asa an den Füßen. Die Krankheit war sehr heftig. Aber auch in der Krankheit suchte er nicht den Herrn, sondern die Ärzte. Asa entschlief zu seinen Vätern; er starb im einundvierzigsten Jahr seiner Regierung." (2 Chron 16, 12-13)

Bei der Haltung des Patienten und des Therapeuten geht es zum einen um den Adressat (in der geistigen Welt). An wen wendet man sich? Ist eine Methodik beim Heilverfahren auszumachen ist, die auch unabhängig vom philosophischen Hintergrund anwendbar und logisch nachvollziehbar ist, oder handelt es sich schlicht um eine Heilslehre? Auch müssen wir uns darüber im Klaren sein, dass die Natur zwar von Gott geschaffen und ausgestattet ist, aber wir dürfen uns nicht dazu verleiten lassen, sie selbst zur Göttlichkeit/Gottheit zu erheben.

Gründe für den Zulauf, den die Naturheilkunde derzeit zu verzeichnen hat, gibt es einige. Einer der wichtigsten dürfte dabei der Unterschied in der Betrachtung der Krankheit und des Patienten liegen. Die Schulmedizin, die größtenteils eine Apparatemedizin geworden ist, sieht vorrangig das kranke Organ und dessen Symptome. Eine ganzheitliche Sicht des Patienten als Individuum dürfte die Ausnahme sein. In der Naturheilkunde dagegen wird der Mensch als Ganzes wahrgenommen. Der Therapeut macht eine ausführliche Anamnese, d. h. er hört zunächst zu, was den hilfesuchenden Patienten einfach das Gefühl des Angenommenseins vermittelt.

Interessant ist auch, dass nicht zuletzt aufgrund dieses Unterschiedes in der Wahrnehmung des Patienten einige Verfahren, die ursprünglich zur Schulmedizin gehörten wie z.B. die Hydrotherapie, im Laufe der Zeit mehr und mehr den Alternativverfahren zugerechnet wurden. Zum Teil sind die Grenzen zwischen der Schulmedizin und der Naturheilkunde fließend – und das ist auch gut so. Denn es soll im Folgenden ja auch nicht darum gehen, die Naturheilkunde über die Schulmedizin zu stellen oder die beiden gegeneinander auszuspielen. Wo jedes Diagnose- und jedes Therapieverfahren den Platz zugeteilt bekommt, der ihm gebührt, dort wird es dem Menschen, dem Patienten, zum Wohle sein.

Ein Wort zu „Esoterik"

Bei den Diskussionen um Naturheilverfahren rückte die Esoterik immer mehr in den Mittelpunkt. Die meisten Leute scheinen sie für eine „Erfindung" der Neuzeit – des New Age – zu halten. Doch die Esoterik in ihrem eigentlichen Sinn gibt es schon seit Adam und Eva. Ich meine die Geschichte mit der Schlange im Paradies (Gen 3). Durch ihre geschickte Argumentation gelingt es ihr, das Gebot Gottes, das er in seiner Liebe an die Menschen erlassen hat, in Frage zu stellen und somit seine absolute „Gottheit" zu hinterfragen. Sie untergräbt Gottes Autorität, indem sie Misstrauen ihm gegenüber sät (*„hat Gott wirklich gesagt ...?"* Gen 3,1), seinen Aussagen widerspricht („*... ihr werdet nicht sterben*" Gen 3,4) und ihnen Gottgleichheit und Erkenntnisgewinn – auf Kosten einer Trennung von Gott (Gen 3,5) – verspricht. Und das ist genau die erste große Lüge der Esoterik. Obwohl das Vokabular oft dem des Christentums sehr ähnelt, ist hier trotz aller Transzendenz der Mensch das Maß aller Dinge – er lenkt die Energie. Der Mensch bemüht sich durch diverse Techniken, eine „Es-Beziehung" (im Gegensatz zur christlichen Du-Beziehung zu einem echten Gegenüber) zu Gott als einer kosmischen Energie zu bekommen und sich diese Energie verfügbar zu machen, um dadurch selbst wie Gott zu werden. In der Esoterik wird immer von einem göttlichen Selbst ausgegangen. Dabei wird den Menschen Heilung, Heil, Erfolg, Spiritualität, Erleben, Abenteuer versprochen. Doch um welchen Preis?! Als Folgen sind oft Depressionen, Angst und Unruhezustände zu beobachten. Auch Fehlgeburten werden damit immer öfter in Zusammenhang gebracht. Manchmal merke ich bei meinen Patienten, dass diese ganz enttäuscht sind, wenn ich ihnen ein Heilverfahren sachlich erkläre – das nimmt dem Ganzen den aufregend mystischen Glanz weg und somit etwas den Reiz. Ja, der Mensch hat eine grundlegende Sehnsucht zur Transzendenz, die Gott in uns gelegt hat, um mit uns Beziehung zu leben. Aber wie so oft kann dieses Gute in uns pervertiert werden und wir meinen, wir müssten werden wie Gott. Bei meinen Vorträgen wird immer wieder das Argument gebracht, dass doch Gott auch den Kosmos und seine Energie geschaffen habe. Ja, das ist wahr, und er hat auch gesagt, dass wir uns die Erde untertan machen sollen. Aber er hat dabei nie gesagt, dass wir uns in Selbstherrlichkeit von seiner Liebe und Kraft unabhängig machen, sie beherrschen und uns selbst zu „Göttern" erheben sollen – sondern ihn um seine Kraft bitten und mit ihm als seine Kinder in persönliche Beziehung treten.

Die zweite große Lüge der Esoterik sagt, dass es keinen wirklichen Tod gebe – an seine Stelle trete die Reinkarnation. Dabei werde durch immer weitere Inkarnationen der menschliche Geist immer gottgleicher, bis er schließlich das „hohe Selbst" erreicht habe, wo er selbst Teil der Gottheit bzw. völlig zum göttlichen Geist geworden sei. Um diese letzte große Stufe zu erreichen, müsse der Mensch durch bewusstseinserweiternde Techniken den göttlichen Geist immer mehr Raum in sich einnehmen lassen. Erlösung geschehe folglich durch Selbsterlösung.

An dieser Stelle sollten wir uns als Christen die Frage stellen: „Wer ist wie Gott?!" Dies übrigens auch in der Schulmedizin! Selbst diese Medizinrichtung ist nicht immer so ganz objektiv ohne jegliche weltanschauliche Hintergründe, wie sie es uns gerne glauben macht. So ist die Aussage von Rudolph Virchow (1821-1902), *„Die Medizin ist meine Religion und mein Labor ist mein Heiligtum"*, sicher nicht nur ein Produkt der damaligen, rationalistisch geprägten Zeit, sondern auch Ausdruck des Selbstverständnisses eines Teils seines Berufsstandes. Oder auch der volksmundliche Begriff „Götter in Weiß" hat doch etwas an sich, wo auch wir uns selbst immer wieder fragen sollten, auf wen wir unsere Hoffnung setzen. Auch bei Visiten ist es nicht selten, dass man Sätze wie „Mein Leben liegt ganz in Ihrer Hand" o. ä. zu lapidar dahergesagt zu hören bekommt. Ich bin natürlich der Ansicht, dass man zum Arzt gehen sollte, wenn man ernsthaft krank ist – nur, auch hier ist die Haltung wichtig. So schreibt der vielzitierte jüdische Weisheitslehrer Jesus Sirach (2. Jahrhundert vor Christus): *„Schätze den Arzt, wenn man ihn braucht; denn auch ihn hat Gott erschaffen. ... Mein Sohn, bei Krankheit säume nicht, bete zu Gott; denn er macht gesund. ... Doch auch dem Arzt gewähre Zutritt! Er soll nicht fernbleiben; denn auch er ist notwendig. Zu gegebener Zeit liegt in seiner Hand der Erfolg ... Er (Gott) möge ihm die Untersuchung gelingen lassen und die Heilung zur Erhaltung des Lebens." (Sir 38,1.9.12-14; vgl. 2 Chron 16,12-13)* Was ich also zu bedenken gebe, ist der Absolutheitsanspruch, den manche Mediziner sich selbst oder den wir ihnen zusprechen. Haben Sie schon einmal daran gedacht, den Arzt zu segnen, dem Sie sich anvertrauen?

Esoterische Einflüsse zu erkennen, ist nicht immer ganz einfach. An folgenden vier Prinzipien, gleichsam Grundaussagen der Esoterik, lässt sie sich aber recht eindeutig bestimmen:

1. Alles wird von kosmischer Energie durchflossen (Mensch, Schöpfung, Universum – Materielles und Immaterielles).
2. Nach der Entsprechungslehre findet der Makrokosmos immer seine Entsprechung im Mikrokosmos wieder.
3. An einer Krankheit ist immer ein Energie-Ungleichgewicht schuld.
4. Heilung kann nur durch die Wiederherstellung der Harmonie mit der kosmischen Energie erfolgen.

I. Diagnoseverfahren

Wenn ich mich für oder gegen ein Diagnoseverfahren entscheide, wende ich dabei folgende Kriterien an:

Was ist das Messgerät?

Was ist die Fragestellung?
Geht es um eine sachliche, enge Fragestellung, so dass man das Vorgehen auch als Diagnostik bezeichnen kann, oder geht es bei der Fragestellung um existentielle Dinge, so dass man sich auf dem Terrain der Wahrsagerei bewegen müsste?

Welchen weltanschaulichen/religiösen Hintergrund hat die Methode?
Braucht es diesen Hintergrund?
Welche Rolle spielt dieser Hintergrund?

Wer führt das Diagnoseverfahren durch?
Wie?
Mit welcher Absicht und auf welchem Hintergrund?

Ist die Methode nachweisbar/erklärbar? Reproduzierbar?
Wenn es noch auf Erfahrungswissenschaft beruht – wie wird es zu erklären versucht? (Wobei die Erfahrungswissenschaft oft erstaunliche Ergebnisse hervorbringt, die dann später wissenschaftlich erklärt und untermauert werden.)

Dunkelfeld(mikroskopie)

Was sich recht geheimnisvoll und sinister anhört, ist einfach eine Art der Blutuntersuchung mit dem Mikroskop, bei dem eine besondere Lichtquelle verwendet wird. Durch diese Methode kann man vor allem Verklumpungen und

Deformierungen der Blutkörperchen darstellen, die durch Umweltgifte oder Allergien bedingt sich gebildet haben. Mikroorganismen, wie z. B. Bakterien, sollen durch diese Methode ebenfalls besser zu erkennen und zu analysieren sein. Gegen diese naturwissenschaftlich fundierte Methode gibt es aus christlicher Sicht keine Bedenken.

EAV/Elektroakupunktur nach Voll

Bei der EAV zur Diagnosestellung handelt es ich um eine Hautwiderstandsmessung an Akupunkturpunkten. Hierbei ging der Arzt Dr. Reinhold Voll (1909-1989) von der chinesischen Vorstellung aus, dass Krankheiten den Energiefluss im Körper aus dem Gleichgewicht bringen bzw. blockieren können. Hierbei hält der Patient eine negativ indifferente Elektrode in der Hand, während der Therapeut mit einer positiv differenten Elektrode, die aussieht wie ein Griffel, diverse Akupunkturpunkte v. a. am Kopf und an den Füßen und Händen berührt (Voll hat auch noch weitere, nicht der klassischen Akupunktur zuzuordnende Punkte hinzugefügt). In den Stromkreis kann man außerdem eine Metallplatte (sog. Medikamentenwabe) einschließen, auf denen Medikamente, Nosoden oder allergene Stoffe ausgetestet werden sollen. Die Messergebnisse des elektrischen Hautwiderstandes werden auf einer von Voll willkürlich eingeführten Skala mit hundert Messstrichen angezeigt. Geht der Zeiger auf 50, ist der Patient gesund (die Energien ausgeglichen) gibt es hingegen Messwerte über 50, so soll das überschießende Energie bedeuten, was als Entzündungen ausgewertet wird. Geht der Zeiger unter 50, so geht man von einem Energiemangel aus, was gleichbedeutend mit einer Ermüdung oder Degeneration von Organen ist. Fällt der Zeiger von seiner Stellung allmählich auf niedrigere Werte ab, so soll dies ein Hinweis auf eine Herdbelastung sein. Gerade für die Suche von Krankheitsherden wird die EAV von vielen Therapeuten v. a. auch

15

Zahnärzten verwendet. Dabei geht man davon aus, dass die Ursache vieler Krankheiten von Krankheitsherden ausgeht, die fernab des erkrankten Organs oder Körperbereiches liegen können. Bervorzugt wird nach Herden in wurzelbehandelten Zähnen, Narben, entzündeten Mandeln, u. a. chronischen Entzündungen, aber auch Giften wie Quecksilber aus Amalgamplomben u.ä. gesucht. Aber auch jedes Organ kann eine Herdfunktion einnehmen.

Was hier wunderbar nach objektiver, rein technischer Diagnostik aussieht, wird aus wissenschaftlicher Sicht oft als Scheintechnik eingestuft, da mittlerweile in wissenschaftlichen Versuchsreihen bestätigt wurde, dass die Messergebnisse stark von der Stimmungslage des Patienten abhängen (z. B. Angst lässt den Tonus steigen, durch Schwitzen verändert sich der Hautwiderstand, ...). Außerdem hängen die Messergebnisse auch vom Anpressdruck der Elektrode ab, der nicht immer gleichbleibend gemacht werden kann, von der Dicke des jeweiligen Fettpolsters der Patienten und von deren Hautfeuchtigkeit. Dies ist ja zum Beispiel auch die Grundlage zu Lügendetektortests. All diese Faktoren wirken verändernd auf den Hautwiderstand ein. Dennoch arbeiten viele Therapeuten mit erstaunlich sicheren und z. T. reproduzierbaren Ergebnissen. Ich denke, hier ist das Wichtige dabei, dass der Therapeut auf die Reproduzierbarkeit der Ergebnisse achtet. Dann kann er sich seiner Ergebnisse wenigstens relativ sicher sein.

Dass es eine willkürliche Skala ist mit nicht fest definierten Werten, ist als weiteres Manko anzusehen. Wie ein bekannter Chefarzt einer Kurklinik mit Naturheilverfahren zum Thema EAV als Medikamententestverfahren zu mir einmal gesagt hat: *„Es sieht eben immer gut für den Patienten aus, wenn sich ein Zeiger bewegt. Das ist immer Vertrauen erweckend."*

Aus eigener Erfahrung und der Erfahrung einiger Kollegen, die ich diesbezüglich befragt habe, muss ich feststellen, dass die Messergebnisse von zwei Messungen innerhalb einer kurzen Zeitspanne an ein und demselben Patienten nicht immer gleich ausfallen. Zu einer Wiederholung und zu einem Vergleich der Messergebnisse ist daher zu raten. Rein logisch ist diese Art der Diagnostik anhand spezieller Akupunkturpunkte absolut nachvollziehbar. Sollten die Werte jedoch nicht klar reproduzierbar sein, sollte man vorsichtig mit Folgetherapien sein, wenn diese einen stark eingreifenden Effekt auf den Körper haben. Beispielsweise kann bei Entfernung eines klinisch gesunden Zahnes die Narbe dann auch zum Herd werden. Sie sollten bei Ihrem Behandler daher wirklich auf dessen Kompetenz vertrauen können.

EAV als Therapieform hingegen ist ohne Einschränkung zu empfehlen, da die positive Wirkung von Strom auf Organe, Muskulatur und Nerven nachgewiesen und nachvollziehbar ist.

Irisdiagnostik

Zum ersten Mal wurde die Methode der Diagnostik anhand der Regenbogenhaut des Auges im Jahr 1670 von dem ungarischen Arzt Philippus Meyens beschrieben und seither stetig weiterentwickelt. Zu Beginn des 20. Jahrhunderts wurde sie zwar als Kurpfuscherei eingestuft, feierte aber während des Dritten Reiches ein wahres Comeback mit Förderung von höchsten Stellen. Bei der Irisdiagnose geht man davon aus, dass das Auge nicht nur der „Spiegel der Seele" ist, sondern der des ganzen Körpers. Man teilt dazu die Iris in verschiedene Repräsentationsflächen und Repräsentationskreise ein, die von der Pupille ausgehen. Repräsentiert wird dabei der ganze Organismus des Körpers. Auch die Farbe der Iris insgesamt wird wahrgenommen – diese dient dem Diagnostiker dazu, die Konstitution seines Patienten festzulegen. Betrachtet werden die Augen entweder sehr genau mit dem bloßen Auge, mit einem speziellen Irismikroskop oder es werden mit einer Spezialkamera Farbbilder aufgenommen, die der Diagnostiker dann interpretiert. Dabei schaut er auf verschiedene Strukturen der Iris, die Radialfurchen, Ringe, Pigmentflecken oder blasse Flecken. Auch die Form der Pupille wird betrachtet.

Aus diesen Komponenten hofft der Diagnostiker auf aktuelle Erkrankungen oder Defekte, aber auch auf erbliche Belastungen schließen zu können, so auch z. B., ob der Patient zu Krebs neigt.

Meiner Erfahrung nach hinterlassen einige innere Erkrankungen tatsächlich Spuren auf der Iris, zu welchen vor allem Erkrankungen und Schwächen des Stoffwechsels und Verdauungssystems gehören. Es ist jedoch nicht jeder Fleck oder jede Unregelmäßigkeit auf eine Erkrankung zurückzuführen. Auch ist problematisch, dass von 60 verschiedenen Iriskarten (sozusagen Landkarten der Iriden) keine zwei wirklich genau identisch sind. Auch die Theorien über die Konstitution eines Patienten sind nicht nachvollziehbar, da von der Meinung ausgegangen wird, dass alle Iriden im Ursprung blassblau sind, was nicht stimmt. Auch wird die Konstitutionsdiagnostik leider immer mehr auch von astrologischer Seite her beeinflusst und es werden bestimmte astrologische Konstellationen mit in die Diagnostik einbezogen. Das bedeutet wieder ein klares Nein vom Standpunkt des Christlichen. Ein Blick ins Auge lohnt sich für geübte Therapeuten sicherlich, aber als einzige Diagnosemethode ist die Irisdiagnostik nicht zu empfehlen. Und auch hier wieder – schauen Sie sich Ihren Therapeuten genau an, aus welcher „Ecke" er kommt.

Kinesiologie

Die Kinesiologie als Behandlungs- und Diagnoseverfahren wurde von dem amerikanischen Arzt und Physiotherapeuten Dr. George Goodheart (geb. 1918) erfunden. Sie beruht auf der Entdeckung, dass die Kraft eines Muskels über den Zustand des Organs der zugehörigen Reflexzone Aussagen machen kann. Die Kinesiologie wurde inzwischen in verschiedenen „Schulen" mit verschiedenen Schwerpunkten weiterentwickelt als „Touch for Health", „Edu-Kinesthetik" und „Brain Gym". Auch heute noch werden immer weitere Methoden mit Phantasienamen weiterentwickelt, vor allem auch in die emotionale und psychologische Richtung gehend.

Bei der Kinesiologie wird der Patient anhand von Reaktionen genau definierter Muskeln ausgetestet. Hierbei wird auf der Basis der chinesischen Medizin davon ausgegangen, dass Emotionen, mangelnder Energiefluss und Stressfaktoren die Kraft des Muskels beeinflussen.

Bei der Kinesiologie gilt es, zwischen Kinesiologie als Diagnoseverfahren und Kinesiologie als Therapieverfahren zu unterscheiden. Als Diagnosemethode zur Herdsuche körperlicher(!) Krankheiten ist die Kinesiologie logisch nachvollziehbar und auch erklärbar, denn die Muskeln und Punkte entsprechen auch den Triggerpunkten der Manuellen Therapie und/oder den Akupunkturpunkten bzw. sind entsprechende anatomisch festgestellte Muskelmaximalpunkte, anhand derer der Muskeltest gut nachvollziehbar ist. Der Körper scheint offensichtlich wirklich selbst zu spüren, was gut bzw. was nicht gut für ihn ist.

Jedoch auch hier werden manchmal Grenzen überschritten, die ich nicht mehr nachvollziehen kann: So testen manche Therapeuten z. B. Medikamente, indem sie eine Ampulle mit dem jeweiligen Mittel (meist ein Homöopathikum) hinter den Rücken des Patienten halten und nebenher den Muskeltest mit der anderen Hand ausführen. Auf was bitteschön soll denn da der Patientenkörper nun reagiert haben?! Hier ist doch ganz offensichtlich ein Manko, dass es an Objektivität mangelt. Und nicht selten kommt der Vorwurf des Suggestiv- oder Placeboeffekts, den amerikanische Studien bewiesen haben wollen. Oft werden damit eher auch versteckte Aversionen, als Krankheiten herausgefunden. Zur Austestung von Allergien, Mangelzuständen und körperlichen Erkrankungen ist die Kinesiologie in den Händen eines Könners eine recht gute Diagnosemöglichkeit, die auch sehr gern für orthopädische und leistungssportliche Zwecke mit Erfolg angewandt wird. Auch die Übungen zum besseren Zusammenspiel beider Hirnhälften sind gut nachvollziehbar und scheinen doch einen gewissen positiven Effekt zu haben – wobei dies auch mit normalen Koordinationsübungen erreicht werden könnte.

Anders stehe ich der Diagnostik und Therapie mit Kinesiologie bei seelischen Verletzungen gegenüber. Denn hier wird sowohl bei der Diagnose als auch bei der Therapie meist mit Mudras gearbeitet. Mudras sind geheime Handzeichen und Handhaltungen, die dem Joga entstammen. Dort sollen sie den Meditierenden mit den Göttern bzw. der göttlichen Energie verbinden. Auch buddhistische Priester arbeiten mit Mudras. Dies gilt als die Sprache der Götter und wird von ihnen als Kommunikationsmittel zu den Göttern angewandt. Deshalb ist hier das Heil-/Diagnoseverfahren nicht vom religiösen Hintergrund zu trennen, denn diese Handzeichen sind in ihrer Bedeutung genau definiert. Hier sollen „Heilungen" seelischer Art, die sonst nur durch seelsorgerliches Gebet und wahre göttliche Heilung passieren können, durch bloßes Drücken eines Punktes und einer bestimmten Handhaltung initiiert werden.

Im Bereich der Diagnostik werden diese Mudras oft bei Rückführungen angewandt. Das sind Rückschauen auf das Leben des Patienten, wobei man treffender sagen müsste: auf die Leben des Patienten. Rückführungen schließen nämlich angeblich frühere Leben des Patienten mit ein und gehen somit von der Reinkarnationslehre und der Selbsterlösungsphilosophie des Buddhismus aus und widersprechen somit eindeutig dem christlichen Menschenbild. Auch wenn ein Therapeut einem Patienten nur darin behilflich ist, in seinem einzigen irdischen Leben zurückzuschauen, das Erlebte zu betrachten und somit mit seiner gegenwärtigen Situation besser zurechtzukommen, so ist dies eine Angelegenheit, die in die Hände einer vertrauenswürdigen und wahrhaft in Christus gegründeten Persönlichkeit gehört. Eine solche Person wird aber nie mit Mudras arbeiten, da dies ein Verstoß gegen das erste Gebot darstellen würde. Ich rate Ihnen also, sich den Behandler genau anzusehen und auszuwählen, denn wenn man sich – egal ob im therapeutischen oder seelsorgerlichen Bereich – einer Person gegenüber derart öffnet, so öffnet man sich damit auch den dahinterstehenden Mächten.

Um das Beschriebene noch einmal kurz zusammenzufassen: Zur rein körperlichen Diagnosestellung halte ich die Kinesiologie in Grenzen für akzeptabel. Achten Sie dabei jedoch darauf, dass bestimmte Grenzen nicht überschritten werden: Macht der Therapeut nebenher spezielle Gesten/Stellungen mit der anderen Hand, so befindet er sich bereits in einer anderen Dimension der Diagnosestellung. Finger weg von Innerer Heilung durch Kinesiologie. Denn nicht nur die Mudras stammen aus dem Buddhismus, sondern auch der verhängnisvolle Gedanke der Möglichkeit der völligen Selbsterlösung.

Kirlian-Fotografie/Auradiagnostik

Die Kirlian-Fotografie leitet sich vom anthroposophischen Menschenbild her – auf das ich im Therapieteil etwas genauer eingehen werde – und ist der Versuch, die Aura oder Lebensenergie des Patienten fotografisch festzuhalten Das Verfahren hat seinen Namen vom russischen Ehepaar Valentina und Semyon Kirlian, die ab 1939 die Technik der Aufnahme von elektrischen Funken und Entladungen auf Fotoplatten verfeinerten. Bei der Kirlian-Fotografie werden hohe, aber noch nicht gefährliche elektrische Spannungen über die Hand des Patienten geleitet, die dann von den Fingern als Funken abspringen und auf eine Photoplatte übertragen werden. Geschaut wird nach Unregelmäßigkeiten,

Struktur, Intensität oder sogar Löchern in dieser Abbildung der Aura und auf ihre Form und Farbe. Angeblich lassen sich auch bei symptomfreien Menschen künftige Krankheiten feststellen. Aus wissenschaftlicher Sicht ist die Diagnosestellung als höchst unzulänglich eingestuft, da man auch von Leichen, mumifizierten Körperteilen und eingefrorenen noch „wunderschöne Bilder der Lebensaura" machen kann. Auch ändert sich das Bild je nach Anpressdruck, Hautkontaktfläche, Hautdurchblutung und - feuchtigkeit, Luftfeuchtigkeit, Film, Unterlage und Belichtungszeit. Aus christlicher Sicht lehne ich dieses Verfahren ab, da das anthroposophische Menschen- und Weltbild mit Rudolf Steiners Theorie vom Ätherleib sich nicht mit dem christlichen vereinbaren lässt. Hierbei lässt sich auch die Methode nicht vom anthroposophischen Hintergrund trennen, dieses Menschenbild wird hier vielmehr zur Messskala.

Dasselbe gilt für die Auradiagnostik. Hierbei handelt es sich angeblich um eine „Gabe", die einige Therapeuten geerbt oder aber sich durch diverse meditative, bewusstseinserweiternde Techniken antrainiert haben, dass sie mit bloßem Auge die „Aura" oder „Lebensenergie" eines Menschen sehen und oft auch erspüren können. Dabei geht es darum zu schauen, wie die Farbe und Intensität der Aura um den Patienten herum sich darstellt, wobei bestimmte Farben zu bestimmten Körperbereichen gehören, bzw. Abweichungen und Schwächungen dieser festzustellen. Diese spezielle Art der Diagnosestellung gehört für mich in den Bereich der Geistheiler (siehe Kapitel „Geistheiler") und ist deswegen für Christen vollkommen inakzeptabel.

Mora/Bioresonanz/Biotensor

Gegründet wurde dieses Diagnose- und Therapieverfahren 1977 vom Arzt Dr. Franz Morell und dessen Schwiegersohn

Erich Rasche, einem Elektronik-Ingenieur (daher auch der Name: Mo(rell)-Ra(sche)). Mittlerweile haben sich mehrere Varianten der Behandlungsform herausgebildet, wobei es sich dabei hauptsächlich um die Unterscheidung der Behandlungen mit Eigen- oder Fremdschwingungen handelt. Eine Diagnose ist nach Vorstellung der Anwender nicht unbedingt notwendig, da das Gerät selbst *„jene Schwingungen herausfindet, die den Heilungsprozess in Gang bringen können"* (Werbetext eines Gerätevertriebs). Wird sie jedoch zur Diagnostik verwendet, was vor allem bei Allergien und Neurodermitis der Fall ist, wird nach den Grundsätzen der EAV (s. dort) diagnostiziert und werden auch hier diverse Allergen-Proben in den Stromkreis eingebracht oder diese durch ein Computerprogramm ersetzt. Dabei werden die „Allergen-Informationen" nach Vorstellungen der Anwender in den Testkreislauf übertragen. Es wird auch oft der Biotensor als Diagnoseinstrument eingesetzt. Dies ist eine Art Rute, an deren Spitze sich ein Metallring befindet, die durch Schwingen in eine bestimmte Richtung angibt, welche Unverträglichkeiten bestehen.

Die Vorstellung der Bioresonanz beruht vor allem darauf, dass Krankheiten durch Störungen körpereigener elektromagnetischer Schwingungen hervorgerufen werden. Das Gerät soll diese herausfinden, die gesunden Wellen von den disharmonischen, krankmachenden trennen und diese löschen bzw. in invertierter Form wieder an den Körper zurückgeben um dort die pathologischen Energien abzuschwächen und körpereigene Regulationskräfte zu aktivieren. Sie greifen hier wohl auf die Theorie mit Interferenzströmen zurück.

Behandlung mit Eigenschwingungen: Der Patient ist entweder mit Elektroden mit dem Gerät verbunden – wobei die Elektroden keinen Strom zuführen, sondern rein als Antennen fungieren – oder kontaktlos vor dem Gerät, wobei das Gerät die Signale angeblich über ein Magnetfeld in den Patientenkörper senden soll. Die Anwender bezeichnen ihre Technik als elektronische Homöopathie oder energetische Medizin mit ultrafeinen Schwingungen und sprechen von

Hyperwellen, Elektronen-Plasma-Strom und Supraleitung bei Körpertemperatur, was dem Ganzen einen möglichst wissenschaftlichen Anstrich geben soll. Tatsächlich sind in den Geräten Fourier-Frequenzanalysatoren, die in vielen Laboratorien anzutreffen sind – allerdings kosten diese gleichen Geräte zur Therapie oft ein Zehnfaches (!) davon. Die Geräte können nach Aussage diverser Wissenschaftler keine Körperschwingungen wiedergeben, sondern nur ein elektronisches Rauschen, aus dem durch Bandfilter einige Schwingungen herausgefiltert werden. Als Erklärungsmodell zur Wirkung der Therapie nehmen die Gerätehersteller auch Anleihen aus der Fünf-Phasen-Lehre und der Yin-Yang-Theorie der Chinesen. Die Therapie mit Eigenschwingungen wird speziell bei chronischen Krankheiten und zur Entgiftung des Körpers angewendet.

Behandlung mit Fremdschwingungen: Diese Behandlungsform erfreut sich besonderer Beliebtheit v. a. bei esoterisch orientierten Behandlern. Dabei stellen diese Beziehungen zur Astrologie, Ayurveda-Medizin und zur Edelsteintherapie her und beziehen sich des öfteren auf esoterische Vorstellungen des New Age. Sie versuchen die Wirkung dadurch zu erklären, dass die umweltfreundlichen, allergenen oder kosmischen Schwingungen sogenannte Energieblockaden auflösen können. Die Behandlung mit Fremdschwingungen wird vor allem für Neurodermitis und Allergien verwendet. Partnerresonanzen werden angewendet, wenn der Verdacht besteht, dass eine Beziehungsstörung der Auslöser der Krankheit ist.

Meine Zweifel an der Therapie begründen sich neben den schon aufgezeigten Punkten darauf, wie das Gerät unter den vielen verschiedenen elektromagnetischen Schwingungen, die unsere unterschiedlichen Gewebe und Organe absondern, die „kranken" herausfiltern bzw. genau an diese wieder die harmonisierte Schwingung zurückleiten will. Auch klinische Kontrollstudien lassen an der Seriosität zweifeln. Gerade bei Erkrankungen wie Pollenallergien spielt auch die innere

Einstellung/Verfassung eine große Rolle bei der Symptomatik und so sind einige Erfolge dieser Therapieformen wohl ausschließlich auf den starken Glauben daran zurückzuführen. Das Kosten-Ertrags-Verhältnis dieser Therapie ist für jede Praxis freilich sehr lukrativ! Natürlich völlig Abstand zu nehmen ist von der esoterisierten Form dieser Therapie- und Diagnoseart.

Das Pendeln

Das Pendeln ist die wohl am meisten angewandte „Diagnosemethode", die von vielen Leuten als Selbstdiagnoseverfahren oder auch z. T. schon von Kindern in den Schulen angewandt wird. Hier soll das Pendel das Messgerät sein, das durch seine physikalisch durch Bewegungs- und Lageenergie erklärbaren Schwingungen die „Messergebnisse" anzeigt.

- Wie Psychologen nun aber bewiesen haben, ist es einem Menschen nicht möglich, ein Pendel völlig ruhig zu halten. Kleinste Nervenimpulse werden zu Muskelimpulsen weiterverarbeitet – auch dann, wenn man sich nur darauf konzentrieren will, das Pendel ruhig zu halten. Und dies natürlich verstärkt, wenn die Person sich vorstellt, dass das Pendel „antwortet". Das heißt, hier geht die Schwingung nicht vom Pendel aus, sondern von der Aufhängung, sprich von der Person, die das Pendel hält. Also kann man auch schlussfolgern, dass hier das Pendel nicht das wirkliche Messgerät ist, also auch nie objektiv sein kann. Hier kann man also von einem Scheingerät sprechen. Die Antworten kommen aus dem Unterbewusstsein – oder anderen Kräften.
- Interessanterweise wird in vielen Lexika bei der Definition für Pendeln der Begriff „Divinationsmethode" genannt – sprich eine Methode, göttlich bzw. gottgleich zu werden.

Ebenso finden sich vielfach schon in der Definition Hinweise, dass es sich um eine Form der Wahrsagerei handle. Im Internet wird das Pendeln in Kursen angeboten zusammen mit schamanistischen Ritualen, Channeling (Kontakt zu geistigen Führern), Tarot, Parapsychologie, Reiki und Geistheilung.

- Geht man auf entsprechende „Pendel-Seiten", so sind diese sämtlich verlinkt mit Seiten zu Astrologie, Schamanen, Reikimeistern und Channelern. Diese sehen das Pendel als ein lebendiges Gegenüber an, mit dem sie reden und das sie vorher bitten müssen, Antworten zu geben. Sie können auch nur mit ihrem eigenen Pendel arbeiten bzw. das Pendel antwortet nur ihnen selbst.
- Auch die Fragestellung, die beim Pendeln angewandt wird, ist oft sehr existentiell: Es werden damit häufig sowohl Lebenshilfe als auch Ferndiagnosen (z.B. auch Wasseradern über dem Bauplan) ausgependelt, was dann doch sehr an Wahrsagerei grenzt.
- Der medizinisch korrekte Ausdruck für Pendeln ist „Siderisches Pendel", zu Deutsch: siderisch = „zu den Sternen gehörend"/„von den Sternen befähigt". Die Vorstellung dabei ist, dass die kosmischen Kräfte der Sterne, des Alls, durch den Körper des Heilers in das Pendel übertragen werden. Somit muss Pendeln als Magie oder zumindest als Scharlatanerie gesehen werden.

Es gibt einige klare Aussagen der Bibel, was Pendeln angeht:
„Der Opferwein raubt meinem Volk den Verstand: Es befragt sein Götzenbild aus Holz, von seinem Stock erwartet es Auskunft. Ja, der Geist der Unzucht führt es irre. Es hat seinen Gott verlassen und ist zur Dirne geworden."
(Hos 4,11f)
„Wahrsagerei und Zauberei sollt ihr nicht treiben. ... Wendet euch nicht an die Totenbeschwörer und sucht nicht die Wahrsager auf; sie verunreinigen euch. Ich bin der Herr, euer Gott." (Lev 19,26b.31)
„Es soll bei dir keinen geben, der seinen Sohn oder seine Tochter durchs Feuer gehen lässt, keinen, der Losorakel be-

fragt, Wolken deutet, aus dem Becher weissagt, zaubert, Gebetsbeschwörungen hersagt oder Totengeister befragt, keinen Hellseher, keinen, der Verstorbene um Rat fragt. Denn jeder, der so etwas tut, ist dem Herrn ein Gräuel." (Dtn 18,10-12) (vgl. 2 Kön 16,3; Jes 47,9.12-14; Jer 10,2-3ff; Jes 3,18-20).

Oft wird bei diesem Thema natürlich auch die Frage gestellt, wie es denn mit dem Aufspüren von Wasseradern, Elektrosmog oder Allergien durch Pendeln steht. Das mag gewiss ab und zu funktionieren – doch durch welche Kraft? Außerdem gibt es zum Auffinden von Wasseradern und Elektrosmog inzwischen spezielle Geräte und für Allergien Testmethoden, die genauer und außerdem objektiver arbeiten.

Beim Thema Pendeln wird unweigerlich auch nach dem Rutengehen gefragt. Hier kann man nicht so klar sagen, wie das beim Pendeln ersichtlich ist, dass es sich dabei um etwas Wider-christliches handelt. Für Ferndiagnose und Lebensberatung gilt natürlich dasselbe wie fürs Pendeln, doch beim Thema Wasseradern muss man der Rute doch eine gewisse objektive Wirksamkeit eingestehen. Etwa 10% der Rutengänger, die dies auch professionell und ohne sonstigen geistlichen Hintergrund ausüben, sind tatsächlich sehr treffsicher und werden z.T. in Wüstengebieten von größeren Firmen zum Auffinden von Wasser eingesetzt. Hierbei lässt sich die Wirkung durch das veränderte Magnetfeld von Wüste zu Wasser erklären und einer großen Sensibilität der Rutengänger. Eine solche Sensibilität gegenüber Elektromagnetismus ist tatsächlich bei manchen Menschen etwas stärker ausgeprägt als bei der großen Mehrzahl und dabei bei vielen von ihnen leider zu ihrem Nachteil, weil sie zu gesundheitlichen Störungen und zu Schlafstörungen führen kann. Weltweite Großversuche entlarvten Rutengang im Allgemeinen dagegen als eine höchst unzuverlässige Methode zur Diagnose- oder auch zur Wasserauffindung. Auch sind die meisten Rutengänger, wie wir sie kennen, in denselben esoterischen Praktiken aktiv wie die Pendler, und daher gilt für mich hier das gleiche wie für das Pendeln auch.

27

Ein modernes Mittelding zwischen Rute und Pendel stellt der Biotensor dar. Dabei hat der Patient eine Elektrode in der Hand, und eine Art technisches Pendel, das auch im Stromkreis integriert ist, dient zur Austestung. Dies sieht zwar ein bisschen wissenschaftlicher aus als das bloße Pendel, ist aber im Prinzip eine reine Scheintechnik.

Physiognomie

Bei der Physiognomie wird eine Diagnosestellung anhand von verschiedenen äußerlichen Gegebenheiten eines Patienten erstellt. Dabei betrachtet der Therapeut sehr genau die Gesichtszüge und deren Linienführung, die Ohrform und diverse Proportionen rund um den Kopf und auch die Gliedmaßen. Auch Hautveränderungen und Veränderungen der Hautanhangsgebilde (Nägel, Haare, …) sowie charakteristische Verfärbungen und Formungen der Zunge werden aufs Genaueste wahrgenommen. Daraus lässt sich doch mit oft erstaunlicher Treffsicherheit eine Diagnose ableiten. Auch können dabei latente Leiden und Schwachstellen des Körpers von genauen Beobachtern schon vor Ausbruch eines schwereren Organdefektes festgestellt werden. Wissenschaftliche Studien ergaben bei einer von „Profis" durchgeführten Diagnosestellung anhand der Physiognomie im Vergleich zur schulmedizinisch apparativen Diagnosestellung eine fast 100%ige Übereinstimmung und zusätzlich eine sehr erstaunliche Fähigkeit der Voraussehbarkeit noch latent vorhandener, noch nicht ausgebrochener und auch noch nicht von den Apparaten messbarer Krankheiten/Organdefekte. Jedoch ist auch hier die Krankheitsvoraussage sehr mit Vorsicht zu genießen. Es kann nichts schaden, das jeweilige Organ zu stärken, aber ich rate von größeren Eingriffen ohne genaue weitere Abklärung mit medizinischen Fachkräften ab.

II. Heilverfahren

Im Zuge der vermehrten Industrialisierung und Rationalisierung unserer Zeit gibt es momentan in fast allen unser Leben betreffenden Bereichen einen Trend zurück zur Natur. „Alles Natürliche ist gesund" wird uns von vielen Seiten her vermittelt. Auch auf dem Gebiet der Medizin gilt dieser Trend, da die meisten Menschen inzwischen doch vor den nicht enden wollenden Beipackzetteln allopathischer Medikamente mit den Listen der Nebenwirkungen zurückschrecken. Oft wird auch der Spruch „medicus curat, natura sanat" (der Arzt behandelt, die Natur heilt) halb im Scherz, halb ernsthaft zitiert. Grundsätzlich ist der Trend sehr zu begrüßen, doch auch hier sehe ich die Gefahr der Ideologisierung dieser Einstellung: Viel zu schnell wird die Natur selbst vergöttlicht, wodurch eine eigene Weltanschauung entsteht (wie es z. T. im extremen Vegetarismus geschieht). Auch die Natur ist Schöpfung und in der Bibel ist zu lesen, dass auch sie der Erlösung bedarf, aber *bis zum heutigen Tag seufzt und in Geburtswehen liegt" (Röm 8,22)*.

Man muss warnend hinzufügen, dass selbst Naturheilmittel Nebenwirkungen haben können und somit in die Hand eines Fachmannes gehören.

Bei vielen Heilverfahren geht es vor allem um „Schwingungen" und „Energien", welche Konstrukte darstellen, von denen niemand genau weiß, worum es sich tatsächlich handelt. Meist wird in sie die esoterische Weltanschauung mit göttlicher oder kosmischer Energie hineingelegt, und das energetische Denken ist meiner Meinung nach schon eine verselbständigte Weltanschauung an sich – eine Parallele zur Esoterik, denn bei dieser Art der Weltanschauung geht es auch immer darum, wie wir uns dieser Energie bedienen, sie lenken und uns zunutze machen können. Alles ist Energie kosmisch/göttlich und unpersönlich, anstatt dass wir Gott als Person – als ein Du – sehen.

Für alle Heilverfahren gilt, dass sie praktisch nie ohne eine bestimmte Weltanschauung im Hintergrund angewendet werden. So steht hinter jeder Behandlung, sei sie pflegerischer, therapeutischer oder medizinischer Natur, eine Weltanschauung, ein grundlegendes Menschenbild: ein philosophisches Bild von Gesundheit und Krankheit, von dem, was den Menschen letztendlich zum Menschen macht, und auch von einer natürlichen oder übernatürlichen Realität, in die unser Leben eingebettet ist – und die Bedeutung, die sie für unsere Gesundheit oder Krankheit hat. So gesehen gibt es keinen weltanschaulich „wertneutralen Raum" in der Medizin.

Grundlegend zur Beurteilung von Heilverfahren aus christlicher Sicht ist das biblisch-christliche Menschenbild, welches sich wesentlich von anderen im heutigen Gesundheitswesen anzutreffenden Weltanschauungen unterscheidet (Rationalismus/Materialismus, Humanismus, Naturalismus, Esoterik/New Age, ...). Alle Heilverfahren müssen deshalb aus christlicher Sicht sowohl verstandesmäßig wie geistlich – also von der Bibel her – untersucht und beurteilt werden, wobei die biblisch-geistliche Beurteilung (Gottes offenbarte Sicht der Realität) der verstandesmäßigen (menschlich begrenzten) vorrangig ist, diese jedoch nicht ersetzt. Was wir also unbedingt brauchen, ist Weisheit, die von Gott kommt, und die Gabe der Unterscheidung (vgl. Joh 1,5). Ich persönlich bin sehr froh, mich jederzeit an Seelsorgerinnen und geistlich sehr erfahrene Personen wenden zu können, da sich in meinem Beruf doch nicht selten so etwas wie eine gewisse Betriebsblindheit einschleichen kann. Bei mir persönlich kann ich auch als Maßstab nehmen, wie sich meine persönliche Beziehung zu Gott verändert, wenn ich eine neue Therapiemethode in mein Instrumentarium aufnehme – ob sie wächst oder ob ich mich nicht doch ein Stück weit von ihm entfremde. Auch dabei ist es hilfreich, die objektive Ermahnungsmöglichkeit von engen Freunden auf meinem Weg mit ihm zu haben.

Oft werde ich nach konkreten Folgen der Anwendung der christlich nicht verantwortbaren Heilverfahren gefragt. Diese können so verschieden sein und spielen sich meist auf der geistlich-seelischen Ebene ab (mehr dazu beim Thema Geistheiler).

Wir müssen dabei das ganze Bild betrachten. Geht es dem Menschen denn wirklich als Ganzem besser? Eine Seelsorgerin, die sehr viel im Befreiungsdienst mit solchen Folgen zu tun hat, hat das alles einmal mit dem Märchen von Rumpelstilzchen verglichen. Es sieht alles so gut nach „heiler" Welt aus – und plötzlich, als das Kind kam und die Frau schon gar nicht mehr daran dachte, wem sie das alles zu verdanken hatte, kam die große Rechnung serviert ... Auf einige der möglichen Folgen gehe ich im Kapitel über Geistheilung näher ein. Diese können aber auch genauso als Folgen anderer unguter Behandlungstechniken und Therapeuten auftreten.

Allerdings geht es mir hier nicht primär um die Folgen. Ich halte vielmehr ein solch kurzfristig kalkulierendes Denken wie das der Frau im Märchen von Rumpelstilzchen für typisch für uns als Menschen – aber sehen wir doch einmal weiter über unseren Tellerrand hinweg auf Gott! Da singen wir in unseren Gottesdiensten Lieder, die da sagen, dass wir ein Wohlgeruch für ihn sein wollen, dass wir ihm Freude bereiten wollen ... Aber muss es ihm denn nicht unsäglich wehtun, wenn wir uns bewusst mit Techniken abgeben, die er ausdrücklich in der Bibel schon als nicht gut für uns dargestellt hat. Wenn Gott uns in seinem Wort etwas nahe legt, dann ist das nicht aus einem selbstsüchtigen Grund heraus – er ist zwar ein eifersüchtiger Gott, aber auch großzügig, und durch diese seine Größe haben wir die Freiheit, in ihm zu bleiben oder aber uns von Ihm abzusondern – sondern er legt es uns nahe, auf Dinge zu verzichten zu unserem Besten. Weil er eben den Überblick hat und weiß, was wir letztendlich als Schaden erleiden werden, dass wir uns dabei in Bindungen verstricken ... Meine Mutter hat es einmal sehr gut auf den Punkt gebracht. Damals hatte ich einen Freund, der Pilot und sehr weit in der Welt herumgekommen war. Dieser hatte aus Sri Lanka eine Statue eines Elefantengottes mitgebracht, die er einfach originell fand, und stellte diese auch bei sich auf. Meine Mutter, die zu Besuch zu ihm in die Wohnung kam, sah die Statue und fragte, ob er sie als Christ nicht lieber wegtun würde, worauf er sie nur belächelte, da er ja nicht an diese Gottheit glaube. Daraufhin brachte meine Mutter eine sehr weise Frage auf: Wie würdest du es denn finden, wenn deine Freundin Monika auf ihrem Nachttisch ein Bild von jemandem aufstellen würde, von dem du genau weißt, dass er dich verabscheut und dich umbringen will? Ja, wir sind oft einfach gedankenlos in unseren Handlungen.

Ich möchte nicht, dass wir überängstlich und dadurch in gewisser Weise ebenfalls gebunden werden – aber es ist zu unserem Vorteil, wenn wir ab und zu Gott bitten uns zu zeigen, wo wir ihn als unseren Schöpfer, Retter und Freund beleidigen. Dann müssen wir allerdings für die Antwort offen sein, auch wenn das bedeutet, dass wir vielleicht manch geliebte Sache aufgeben müssen. Aber ich bin überzeugt davon, dass der Segen, der aus solch einer Handlung heraus zum Fließen kommt, den Trennungsschmerz um ein Vielfaches übertrifft!

Wie gesagt will ich hier keine unnötige Angst verbreiten, und ein weitverbreitetes magisches Denken fördern, das aus jedem sogenannten Glücksbringer einen Unglücksbringer macht. Es lauert auch nicht hinter jedem Therapeuten ein Dämon. Ich will Ihnen hier nur die Sinne etwas schärfen dafür, dass es diese Einflüsse tatsächlich gibt und man sich bei bestimmten Konstellationen von Therapeut und Therapie ohne Zweifel „etwas einfangen" kann (wie heißt es doch so schön in Goethes Zauberlehrling: „... *die ich rief, die Geister, werd ich nicht mehr los.*"). Eben diese Fälle machen einen nicht kleinen Teil unserer Seelsorgearbeit aus.

Außerdem möchte ich Sie dazu ermutigen, ja auffordern, ein mündiger Patient zu werden und genau hinzusehen und Fragen zu stellen oder bei Bedarf auch einmal den Therapeuten zu wechseln. Ich bin um jeden meiner Patienten froh, der Genaueres über die Hintergründe meines Tuns wissen will, da ich in so manchen kirchlichen Zeitschriften und Kursprogrammen diese Wachheit und Unterscheidung schmerzlich vermisse und hier Christen esoterisch beeinflusst werden, ohne dass es ihnen bewusst wird.

Ich möchte auch nicht behaupten, dass alles, was bis heute noch nicht vollständig erklärbar ist oder von der Schulmedizin nicht voll anerkannt wird, oder auch jede Methode, die aus einem anderen Kulturkreis stammt, zwingendermaßen auch gleich „daneben" sein muss. Aber wir sollten uns mit wachen Augen und Verstand umschauen und wie Paulus sagt: *„Alles prüfen und das Gute behalten" (1 Thess 5,20-21)*. Und wenn wir das getan haben und in Unwissenheit doch einmal in einen falschen Weg gehen, so haben wir laut Bibel vor Gott stets Bestand und er wird uns, wenn wir zu ihm umkehren, die Füße wieder herausholen und waschen. Denn Gott geht es hier nicht um Rechthaberei – er ist ein eifersüchtiger und doch barmherziger Gott und will lediglich unsere ganze Liebe und unser Vertrauen – zu unserem Heil.

Hier noch ein paar wegweisende Gedanken zur Unterscheidung, die ich für recht hilfreich halte: Sie sollten vorsichtig sein:
- bei allem, was Sie von einer Person oder Sache abhängig macht;
- bei allem, wo bleibende Gefühle der Angst und Unruhe aufkommen;
- bei allem, was Sie vom christlichen Glauben ablenken will, ihn relativiert, verwässert, negiert oder zerstört;
- auch bei allem, was den Aussagen der Bibel widerspricht und gegen die Ehre Gottes steht;
- bei allem, was die alleinige Erlösung durch den Kreuzestod und die Auferstehung Jesu überflüssig zu machen scheint;
- bei allem, was einen „magischen Glanz" ausstrahlt und geheim(nisvoll) und mit viel Drumherum ist;
- bei allem, bei dem Sie sich unter Druck gesetzt oder unfrei fühlen;

- bei allem, was Glück und Harmonie verspricht und meist auch noch sehr teuer ist;
- bei allem, was die Seele und das Wesen des Menschen heilen soll;
- bei allem, wo es um eine undefinierte „Energie" geht.[1]

Grundsätzlich lassen sich die Heilverfahren in fünf große Gruppen einteilen (wenn man die christliche Heilung mit dazuzählt), die z. T. allerdings auch fließende Übergänge zeigen:

1. Ausgesprochen spirituelle (transzendente, übernatürliche) Heilung durch den Heiligen Geist bzw. den Dreieinigen Gott der Bibel (durch Gebet, Fürbitte, christlichen Heilungsdienst, Befreiungsdienst eindeutig im Namen des auferstandenen Jesus Christus der Bibel)

2. Ausgesprochen spirituelle (transzendente) „Heilung" durch okkulte Mächte bzw. im Zusammenhang mit okkulten Praktiken (auch weiße Magie!), die in der Bibel eindeutig untersagt sind, z.B. Zauberei, Totenbefragung (Spiritismus), Wahrsagerei, Orakel, Astrologie (Horoskop), Besprechen, beschwörende Formeln (Geistheilung, Brandlöschung, ...), Amulette/Talismane (z. T. Edelsteine, ...). (Vgl.: Lev 19,31; Dtn 18,9-12; 2 Kön 16,3; Jes 3,18.20; Jes 47,9.12-14; Jer 10,2; Hos 4,12)
Zu dieser Gruppe gehören ebenso alle Formen von Geistheilung durch transzendente Mächte, die nicht dem Heiligen Geist bzw. Dreieinigen Gott der Bibel entsprechen.
„Ein Mann namens Simon wohnte schon länger in der Stadt; er trieb Zauberei und verwirrte das Volk von Samarien, da er sich als etwas Großes ausgab. Alle hörten auf ihn, Jung und Alt, und sie sagten: Das ist die Kraft Gottes, die man die Große nennt. Und sie schlossen sich ihm an, weil er sie lange Zeit mit seinen Zauberkünsten betörte."
(Apg 8,9-11)
„Wie aber könnt ihr jetzt, da ihr Gott erkannt habt, vielmehr von ihm erkannt worden seid, wieder zu den schwa-

chen und armseligen Elementarmächten zurückkehren? Warum wollt ihr von neuem ihre Sklaven werden? Warum achtet ihr so ängstlich auf Tage, Monate, bestimmte Zeiten und Jahre?" (Gal 4,9f; vgl. auch Kol 2,8-10)

3. Heilverfahren, die sich selbst nicht als rein spirituell wirkend verstehen und durch „Energie-/Informationsübertragung" wirken wollen, zur Zeit weitgehend ohne naturwissenschaftliche Nachvollziehbarkeit. Hierbei wird die Herkunft/Quelle der Energie bzw. Information im materiellen oder transzendenten Bereich gesehen. Diese Gruppe ist eindeutig die am schwersten zu unterscheidende. Eine rein rationale Beurteilung ist hier oft kaum möglich und wir sind auf eine geistliche Unterscheidung auf dem Boden der biblischen Aussagen und Führung durch den Heiligen Geist angewiesen.

4. Heilverfahren, die sowohl durch „Energie-/Informationsübertragung" (im Sinne von 3.) wirken wollen wie auf naturwissenschaftlich nachvollziehbare Weise (z.B. Akupunktur)

5. Heilverfahren, die ausschließlich auf naturwissenschaftlich nachvollziehbare Weise wirken wollen (z.B. klassische Naturheilverfahren)

Insbesondere zwischen den Gruppen 3, 4 und 5 bestehen fließende Übergänge, da die naturwissenschaftliche Forschung im Fluss ist.[2]

Anthroposophische Medizin

Wohl jeder von uns kennt die Waldorfschulen und -kindergärten, die in den letzten Jahren wie Pilze aus dem Boden schossen. Aber kennen wir auch die Anthroposophie – die Lehre Rudolf Steiners (1861-1925) –, die hinter diesen Einrichtungen steht? Nach Rudolf Steiners Worten ist sie *„ein*

Erkenntnisweg, der das Geistige im Menschenwesen zum Geistigen im Weltall führen möchte"[3]. Schon früh in seinem Leben glaubte er aufgrund seiner Erfahrungen an eine Welt hinter den materiellen Dingen. So wie er diese Erfahrungen beschreibt, hatte er wohl mediale „Begabungen". Viele Jahre beschäftigte er sich intensiv mit Johann Wolfgang von Goethe und dessen Werken und erhielt schließlich den Auftrag, Goethes naturwissenschaftliche Schriften herauszugeben. Über diese Beschäftigung mit Goethe kam er dann in Verbindung zur „Theosophischen Gesellschaft" (die sich selbst auch „Luzifers Trust" nennt), in deren deutscher Sektion er 10 Jahre lang als Generalsekretär fungierte. Theosophie ist eine Erlösungslehre, die durch übersinnliche Erfahrungen Wissen über Gott und den Sinn des Lebens erlangen will. Die Theosopie geht davon aus, dass im Menschen göttliche Kräfte schlummern, die es zu wecken und weiterzuentwickeln gilt. Dieser Weg führt gemäß dieser Lehre über mehrere Stufen bis hin zur Erlangung der Göttlichkeit, was nur durch mehrere Inkarnationen (Leben/Fleischwerdungen) erreicht werden könne.

Ich mache diesen kleinen Ausflug zur Theosophie deshalb, weil sie Steiner maßgeblich in der Schaffung seines eigenen Systems beeinflusst hat. Zum Erreichen der gesetzten Ziele, der Erforschung von dem Menschen verborgenen Welten, wurden gezielt hellseherische Fähigkeiten eingesetzt. Die Mitbegründerin der Theosophischen Gesellschaft selbst (Helen Blavatsky) wollte Umgang mit sogenannten „Meistern der Weisheit" (!) aus der übersinnlichen Welt haben und, was diese ihr diktierten, gab sie einem speziellen Kreis von Eingeweihten, den sie um sich gesammelt hatte, weiter. 1913 kam es zu einer Meinungsverschiedenheit zwischen der damaligen Präsidentin der Gesellschaft und Steiner und er wurde daraufhin aus der Gesellschaft ausgeschlossen. Die deutsche Sektion löste sich nicht lange danach auf und Steiner rief die Anthroposophische Gesellschaft ins Leben und verbreitete seine Lehre bis zu seinem Tod (1925) durch ständige Vortrags-Tätigkeit und schriftstellerische Arbeit.

Durch sein reges und breitgefächertes Engagement trieb die Anthroposophie zahlreiche Blüten und Früchte auf allen erdenklichen Gebieten des Lebens. So gehören zu ihr folgende Einrichtungen und Bewegungen auch heute noch:

- Waldorf-Pädagogik (Schulen und Kindergärten);
- in vielen Heimen für behinderte Menschen wird die anthroposophische Heilpädagogik angewendet;
- im Bereich der Heilkunde entstand ein eigenständiges System der anthroposophischen Medizin und im Zuge dessen wurden einige anthroposophische Kliniken und Krankenhäuser gegründet;
- auch die biologisch-dynamische Anbauweise in der Landwirtschaft unter der Berücksichtigung des Mondes, der Gestirne und deren Konstellation, deren Produkte man unter dem Namen „Demeter" (die Göttin der Fruchtbarkeit) kaufen kann;
- Vegetarismus; die „Dreigliederung des sozialen Organismus", die die Erneuerung des gesellschaftlichen Lebens herbeiführen soll;
- auch eine Bewegung zur Erneuerung des religiösen Lebens, genannt die „Christengemeinschaft" (die aber nur dem Namen nach christlich ist);
- die sogenannte „Sprachgestaltung", eine neue Rezitations- und Deklamationskunst;
- die (Heil-)Eurhythmie, bei der Wörter, Laute und Melodien mit dem Körper dargestellt werden sollen;
- und weitere Impulse in Plastik, Malerei und Architektur.

Diese Vielzahl von Tochterbewegungen mag auf den ersten Blick erschlagen und so manchen von der Sache überzeugen – wie sonst könnte so Vielfältiges von einem Mann ausgehen. Steiner betont ja, dass er alles neu empfangen habe. Doch schaut man sich die Anthroposophie etwas genauer an, so erkennt man zahlreiche Entlehnungen bei und Parallelen zu anderen Religionen (besonders den östlichen), der Theosophie und anderen Geheimlehren, zu heidnischen Tempeltänzen (Eurhythmie), zur Homöopathie und anderen Bewegungen. Auch versuchen die Anthroposophen, einen recht christlichen Anschein zu erwecken – sie haben ja auch die sogenannte Christengemeinschaft und verhalten sich vordergründig „christlicher" als mancher Christ, doch in den Begrifflichkeiten gibt es enorme Unterschiede zu unserem Verständnis von dem Gott der Bibel.

Hier die Begriffe in Kürze erörtert:
Gott: im Bekenntnis der „Christengemeinschaft" heißt es, *„ein allmächtiges, geistig-physisches Gotteswesen ist der Daseinsgrund der Himmel und der Erde, das väterlich seinen Geschöpfen vorangeht."*[4] Steiner verwendet die personale Form „Gott" recht selten. Meist wird sie ersetzt durch Begriffe wie „Gottheit", „Götter", „göttlicher Geist", „Geistwesen in Geisteshöhen" und relativiert. Auch vom „großen Manu", der von einer geheimnisvollen Mutterloge aus die Geschichte leitet oder in Form des Karmagesetzes geherrscht habe, spricht er; wobei er gleichwohl in seinen „Methodischen Grundlagen" betont, dass „die Menschheit die Lenkerin ihres eigenen Geschickes" sei[5]. Ich denke, hierzu braucht es keinen Kommentar.
Jesus Christus: Steiner unterscheidet zwischen zwei Jesusknaben und „dem Christus", einem hohen kosmischen Sonnenwesen. Einer der beiden Knaben stirbt mit 12 Jahren. Das Ich dessen – als Zarathustra-Ich – inkarnierte in den Astralleib des anderen, der *„eine Art Astralleib des Buddha"* erhielt, hinein. Der Ätherleib, der in die geistige Welt entrückt war, vereinigte sich bei der Taufe im Jordan wieder mit den anderen Wesensgliedern des anderen Jesusknaben. In diese „Hochkarätige Hülle" (Buddha – Zarathustra) hinein versenkte sich nun der „Christus". Kurz vor seiner Gefangennahme verließ er diese Hülle dann wieder. Durch das Blut, das dann floss, *„wurde ein neuer, kosmischer Mittelpunkt geschaffen ... und ist ewig mit der Erdenaura verbunden."*[6] Sie sehen also auch hier ein absolut anderes Bild als jenes, das die Bibel uns aufzeichnet.
Das Böse: Es hat bei Steiner zwei Gesichter: „Luzifer", der für Weltflucht steht, also nicht viel mit dem Materiellen im Sinn hat (was Steiner ja schon wieder positiv findet – s. Zitat unten),

38

und „Ahriman", der für Weltsucht steht, also der Prototyp des Materialisten, der die Weiterentwicklung zum Höheren hin behindert. *„Das Böse ist das, was dem Werden des Guten nicht Schritt zu halten vermag, was der göttlichen Weltentwicklung nachhinkt."*[7]
Erlösung: Sie geschieht nur durch Selbsterlösung.

Können wir nach nur diesen wenigen Begriffserläuterungen tatsächlich noch annehmen, dass es sich hier, trotz der benutzten Begrifflichkeiten, noch um wahres Christentum handelt?

Doch was ist die Anthroposophie? Sie ist eine Erkenntnislehre. *„Kinder des Luzifer sind solche, die nach Erkenntnis suchen."*[2] Steiner sieht den Menschen in zwei Welten zuhause – der materiellen, die er mit seinem Körper und seinen leiblichen Sinnesorganen bewohne– und der geistigen, die er nun gleichzeitig mit seinem Geist und seiner Seele bewohne. Diese geistige Welt sei den meisten Menschen unbewusst, und um die Erkenntnis dieser Welt gelte es zu streben. Dafür habe laut Steiner jeder Mensch spezielle („Über-") Sinnesorgane, Lotusblumen genannt, die an verschiedenen Stellen des Körpers angelegt seien, die es zu wecken und entwickeln gelte. *„Es schlummern in jedem Menschen Fähigkeiten, durch die er sich Erkenntnisse über höhere Welten erwerben kann."*[8] (Wie erlangt man Erkenntnisse der höheren Welten?). Den Weg dorthin beschreibt er in seinem o. g. Buch. Ziel sei es, in der geistigen Welt „lesen" zu können (Hellsehen!). Er selbst las nach eigenen Angaben in der geistigen Welt wie in einem Buch. *„Die Akasha-Chronik* (so der Fachausdruck in den Geheimwissenschaften, Anm. der Autorin) *ist die unsichtbare Geschichte des gesamten Weltgeschehens. Alle Ereignisse der Vergangenheit, Gegenwart und Zukunft hinterlassen im Weltäther ihre Spuren, so dass der Hellseher wie in einem Buch das Sein und Geschehen aller Zeiten ablesen kann. Darum hat der ‚Meister' im Hellsehen auch vollkommenen Einblick in die Entstehungs- und Entwicklungsgeschichte des Kosmos, des Weltalls. Er sieht das Werden der Welt vom*

Reingeistigen durch alle Stadien hindurch bis zur Rückkehr in das Reingeistige."[9]

Nach Steiner ist also der Idealzustand der Welt, dass wieder alles Materielle sich ins Reingeistige auflöse. Für ihn ist die Materie eine Möglichkeit, die sich dem Menschen biete, sich daran zu einem höheren Wesen zu entwickeln, um die Materie letztendlich zu überwinden. Steiner sieht sie also als eine Herausforderung: Der Mensch müsse bewusst an ihr arbeiten, um sich von seiner Abhängigkeit von ihr zu befreien. In den höheren Stufen auf diesem Weg bekomme man sogenannte „geistige Führer" oder „weise Meister" aus der nicht materiellen Welt zur Seite gestellt. Auch hier wird also wieder einmal Kontakt mit Dämonen hergestellt und werden solche als bereichernd oder erkenntnisfördernd dargestellt. Zwar warnt Steiner, dass dies nicht immer ungefährlich sei, aber wenn man sich vorher vergewissere, dass dieses Geistwesen es gut mit einem meine, dürfe man sich schon mit ihm einlassen.

Die Frage, die da bei mir auftaucht, ist folgende: Wenn ich dieses Geistwesen frage, ob es Gutes oder Böses mit mir vorhat, warum sollte dann gerade „der Vater der Lüge" mir eine ehrliche Antwort geben?

Bei dieser Weltanschauung liegt der Gedanke von Karma und Reinkarnation natürlich nicht mehr fern. Diese beiden Begriffe kommen aus dem Indischen und bedeuten Tat (= Karma) und Wiederverkörperung (= Reinkarnation). Nach der Reinkarnationslehre fällt jede böse Tat in einem weiteren späteren Leben wieder auf einen zurück und man muss jeden Fehltritt in diesem oder einem nächsten Leben wiedergutmachen. Das heißt kurz gesagt: Hier muss also der Mensch seine Schuld selber abtragen, Leben für Leben, bis er geläutert ist und sich somit endlich selbst erlöst hat.

Eine Aussage Steiners dazu: *„Wer viel lügt oder die Neigung hat, leichten Herzens dieses oder jenes an(sich)zunehmen* (die Klammer wurde von der Autorin zugefügt, da hier offensichtlich Diebstahl gemeint ist), *der wird ein leichtsinniger Mensch in der nächsten oder einer nächsten Inkarnation werden.*"[10] Das Erstaunliche an Steiner ist sein Beharren darauf, dass seine Lehre Wissenschaft sei, obwohl sie in keiner Weise nachprüfbar ist. Außerdem meinte er, dass er alles durch Erkenntnis erworben habe, und sei dieses schon in älteren Schriften niedergeschrieben, so sei dies nur eine Bestätigung der Richtigkeit seiner Forschungen. Das heißt soviel wie „Ich habe das Rad erfunden, und wenn es eben schon vorher das Rad längst gab, so ist das eine Bestätigung für meine Erfindung." Die eigentliche Besonderheit, die Steiner der Reinkarnationslehre in seiner anthroposophischen Lehre zugefügt hat, ist die Gliederung des Menschen in vier Wesensglieder, die nach seiner Ansicht nacheinander geboren werden:

1. Der physische Leib: Dies sei der Leib, der das Wollen und die unbewussten Antriebe lenke. Ein Kind habe bis zu seinem 7. Lebensjahr nur diesen Leib.

2. Der Ätherleib (Lebensleib): Dieser werde im 7. Lebensjahr verbunden mit dem Zahnwechsel geboren und ermögliche das Fühlen seelischer Empfindungen u. ä.. Erst jetzt könne das Kind wirkliche Freude oder Trauer empfinden und könne Erlebtes in seinem Inneren zu Bildern verarbeiten.

3. Der Astralleib (die Seele): Die Geburt des Astralleibes finde gemeinsam mit dem Eintritt in die Pubertät statt, etwa im 14. Lebensjahr. Erst mit dem Astralleib initiiere die Seele Denken und Bewusstsein – er sei das „Übersinnliche des Körpers".

4. Ich (der Geist): Nach Steiner ist das Ich – der Geist des Menschen, der mit 21 Jahren geboren werde – der ewige Wesenskern des Menschen, der ihn mit dem Göttlichen eine. *„Wie der Tropfen sich zu dem Meer verhält, so verhält sich das ‚Ich' zum Göttlichen ... Der Mensch kann in sich ein Göttliches finden, weil sein ureigenstes Wesen dem Göttlichen entnommen ist."*[11]

Wenn wir schlafen, ziehen sich laut Steiner der Astralleib zusammen mit dem Ich aus dem physischen Leib heraus zurück und erholen sich in der geistigen Welt, ihrer Heimat. Dort werden sie außerdem über alles Gesagte und Getane und Gedachte ein objektives Urteil bilden, wobei sie von geistigen Wesen, die über dem Menschen stehen und sich daher nie verkörpern müssen, unterstützt. Der Ätherleib bessert währenddessen im Schlaf den abgenützten physischen Leib aus. Beim Erwachen dann vereinigen sich die vier Wesensglieder wieder. Astralleib und Ich sind sogenannte „obere" Glieder. Ihre Entfaltung wird erst durch Ätherleib und den physischen Leib ermöglicht. Auch im Organismus liegen die Schwerpunkte der Wesensglieder in jeweils verschiedenen Bereichen. Ich: das Geistige dominiert im Nerven-Sinnes-System. Astralleib: Für das Seelische ist das rhythmische System die Basis. Äther- und Astralleib: Am stärksten ist das Leiblich-Vegetative im Stoffwechselsystem vertreten.

Doch warum erkläre ich das so ausführlich? Genau auf dieses System der Wesensglieder baut die antroposophische Medizin auf. Ziel der anthroposophischen Heilmittel ist es nämlich, Harmonie zwischen den Wesensgliedern herzustellen und gleichzeitig die Harmonisierung mit der kosmischen Energie. Die Krankheit wird demzufolge als eine Disharmonie – ein Ungleichgewicht – zwischen den Wesensgliedern gesehen, derzufolge auch die Harmonie zur kosmischen Energie verloren geht. Wird die Ordnung wieder hergestellt, soll dies die Selbstheilungskräfte des Ätherleibs anregen. Dazu verwendet die anthroposophische Medizin verschiedenste Stoffe aus der Natur (Pflanzen, Mineralien, Metalle, Tiere), in denen sich die „Wesensverwandtschaft" zwischen dem Menschen und den Naturreichen widerspiegeln soll – der Makrokosmos im Mikrokosmos (kommt Ihnen das auch bekannt vor?! – siehe Kapitel „Ein Wort zu Esoterik"). Diese wesensverwandten Stoffe nun sollen die menschlichen Organe urbildhaft ansprechen und dadurch Regenerations- und Heilungsprozesse fördern. Nach Auffassung der Anthroposophie unterscheiden sich der Mensch und die Natursubstanzen nur in der Zahl ihrer Wesensglieder und deren Ordnungsprinzipien. Wird der Mensch krank, so bedeutet das ja, dass seine Wesensglieder in einer Dysbalance-Situation stehen, und damit wird der Mensch nach anthroposophischer Logik im allgemeinen dem Wesensgefüge der Natursubstanzen ähnlicher. So treten z. B. bei dominantem Ätherleib bei dem Patienten derartige Wachstumsprozesse auf, die vom Astralleib und vom Ich nicht mehr ausgeglichen werden können. Diese Dominanz ist bei einer stets wachsenden Pflanze normal, so dass nach anthroposophischer Logik nun ein pflanzliches Mittel helfen könnte, diese Dysbalance des Patienten auszugleichen. So sollen die jeweiligen Arzneisubstanzen unterschiedliche Affinität zu den vier Wesensgliedern haben. Auch die überlieferten Beziehungen zwischen den Planeten und bestimmten Metallen werden bei der Arzneimittelwahl in die Überlegungen miteinbezogen. Die „Diagnosestellung" letztendlich wird vor allem durch ein langes Gespräch zwischen Therapeut und Patient stattfinden, in dem der Mensch als Ganzes in seiner Befindlichkeit und seiner ganzen Lebens- und Leidensgeschichte gesehen wird. Ich denke, dies ist auch mit ein Grund, warum diese Form der Therapie von vielen Leuten so gerne angenommen wird. Ein Schüler Steiners fügte dem Ganzen noch eine Art der Diagnosestellung als „bildschaffendes" Verfahren bei. Dabei wird Blut mit einer wässrigen Kupferchloridlösung gemischt. Danach lässt man es auf einer Platte auskristallisieren. Dann wird die Anordnung der Kristalle auf der Platte betrachtet. Für anthroposophische Ärzte wird dies als Bild der Organe und ihres Kräftezustands gesehen. Bei einer weiteren, aber ähnlichen Art der Diagnose wird verdünntes Blut auf Filterpapier gegeben. Die sich beim Aufsaugen ergebenden Muster der Verlaufszone werden als Krankheitszeichen interpretiert. Jedoch werden diese Tests nicht zwingend angewendet, und wenn, dann nur als zusätzliche Methode.

Aber nun zur Methodik: Ist sie trennbar vom offensichtlich nicht-christlichen Hintergrund der Anthroposophie? Nein, denn die Zuordnung der Präparate, welche bei der jeweiligen Krankheit eingenommen werden sollen, ist nur innerhalb und auf der Basis des anthroposophischen Systems erklärbar und praktikabel, aber nicht rational nachvollziehbar. Auch ist die

Sprache der anthroposophischen Medizin weit von der wissenschaftlich allgemeinmedizinischen Sprache entfernt und bildet so eine Art Geheimwissenschaft. Auch die Herstellung der Arzneien wird nur nach den Prinzipien der Anthroposophie durchgeführt – sowohl nach astrologischen Prinzipien, aber auch nach anderen überlieferten magischen Bräuchen. Auch werden Besprechungen der Stoffe durchgeführt. Dazu stehen in der Bibel klare Aussagen: *„Es soll bei dir keinen geben, der ... Gebetsbeschwörungen hersagt ... Denn jeder, der so etwas tut, ist dem Herrn ein Gräuel."* *(Dtn 18,10-12a)* Auch muss man dem Gewicht, das Steiner auf seine „Wissenschaftlichkeit" legt, einfach widersprechen, denn hier ist keines der Kriterien erfüllt, die eine Wissenschaft ausmachen. Sie ist weder logisch nachvollziehbar oder erklärbar, sie ist nicht nachprüfbar, und die einzige Antwort, die man auf Zweifel bekommt, ist die, dass man eben noch nicht die Stufen der Leiter der Erkenntnis so weit hinaufgeklettert ist, um diese Erkenntnis, von einem überweltlichen Wesen unterstützt, erlangt zu haben. Egal, ob man annimmt, dass diese Arzneien einem geistlich Schaden zufügen können oder nicht, ich bin bei den anthroposophischen Marken Wala, Weleda und Dr. Hauschka dennoch sehr strikt, so dass ich davon nichts kaufe. Schon allein aus dem Grund, weil mit den Unternehmenserlösen auch die Verbreitung anthroposophischen Gedankenguts mitfinanziert wird (man schaue sich nur die Internetauftritte der Unternehmen an) – da möchte ich nicht auch noch finanziell unterstützend tätig sein.

Rein wissenschaftlich gesehen muss man auch vor so mancher Arznei metallischer Herkunft warnen, da diese Arzneien tiefpotenten Homöopathika entsprechen und somit – nehmen wir einmal Blei oder Quecksilber – zu chronischen Vergiftungen führen können, da diese sich im Gewebe ansammeln und zusätzlich zu den ohnehin schon beträchtlichen Umweltgiften sich dazuaddieren.

Ein Wort noch zur Waldorf-Pädagogik, da auf meinen Vorträgen dieses Thema recht häufig angesprochen wird.

Mein Standpunkt dazu ist, dass wir uns bewusst werden müssen, dass unsere Kinder unsere Zukunft sind und die Kirche/Gemeinde von morgen werden sollten. Nun sind sie aber im Kindergarten und Schulalter noch sehr leicht beeinflussbar und können erst recht noch nicht selber entscheiden, welches Weltbild ihnen die Wahrheit vermittelt und welches sie weg von Gott führen wird, wenn dies z. T. nicht einmal die Erwachsenen auf den ersten Blick zu erkennen vermögen. Wollen wir unsere Kinder wirklich dem Einfluss der Anthroposophie preisgeben? Denn ganz wertneutral kann es in diesen Einrichtungen nicht zugehen, die sich ja gerade damit hervortun, auf dem anthroposophischen Weltbild aufgebaut zu sein. Und gerade, da diese beiden Weltbilder, das christliche und das anthroposophische, oberflächlich gesehen so viel gemeinsam haben, wird es uns schwer fallen, Fehlinformationen zu verhindern bzw. zu revidieren, wenn sie sich erst einmal in unseren Kindern festgesetzt haben. Wir sollten uns vielmehr nach Alternativen umsehen, zu denen ich z. B. die „Montessori-Pädagogik" oder sogenannte freie konfessionelle Schulen zähle, und um christlichere Verhältnisse in den anderen Einrichtungen kämpfen.

Aromatherapie

Als Aromatherapie bezeichnet man die therapeutische Anwendung von Duftstoffen. Schon seit Jahrtausenden wissen die Menschen um die wohltuenden Wirkungen aromatischer Pflanzendüfte auf den Körper und das Gemüt. Schon die alten chinesischen, ägyptischen, römischen und griechischen Kulturen verwendeten diese Duftstoffe in ihrer Heilkunde und ihrer Kosmetik (das berühmteste Beispiel dafür sind wohl Cleopatras Bäderrezepte). Zur Entwicklung und Erforschung der Aromatherapie, wie wir sie heute kennen, haben vor allem ein französischer Chemiker, Rene-Maurice Gattefosse (er kreierte 1928 eine Methode der

Heilkunst mit isolierten ätherischen Ölen), der französische Arzt Jean Valnet (veröffentlichte 1964 das Standardwerk zur Aromatherapie) und der englische Heilpraktiker Robert B. Tisserand (brachte 1977 ein weiteres Standardwerk heraus) beigetragen. Ihr Hauptanwendungsgebiet findet die Aromatherapie bei den psychosomatischen Erkrankungen, Befindlichkeitsstörungen und Zivilisationskrankheiten, aber auch bei zahlreichen anderen Krankheiten als Therapieunterstützung. Valnet ging sogar noch weiter: Er meinte, man könne die Aromatherapie bei so ziemlich jeder Erkrankung einsetzen. Bei direkter Applikation kommen noch viele Einsatzbereiche der Phytotherapie hinzu. Leider wurde die Aromatherapie im Zuge des New Age auch von vielen Esoterikern vereinnahmt. So findet man in so manchen Büchern die ätherischen Öle zusätzlich noch nach astrologischen Gesichtspunkten charakterisiert, nach dem chinesischen Yin-Yang-Prinzip oder auch nach der indischen Chakren-Lehre angewandt. Nach deren Meinung solle auch die Seele der Pflanze in den Ölen schwingen oder die kosmische Energie. Auch durch die Verwendung diverser Düfte zum Öffnen des Geistes bei bewusstseinserweiternden Methoden wie Yoga und anderen Meditationsformen hat die Aromatherapie einen unguten, esoterischen Touch bekommen.

Die Düfte jedoch fachmännisch angewandt haben nichts mit diesem esoterischen Schnick-Schnack zu tun. Der wissenschaftliche Stand der Erklärungen hat verschiedene Thesen des Wirkmechanismus bestätigt. Zum einen wirken die Düfte selbst über den Geruchssinn auf das limbische System (das ist volkstümlich ausgedrückt „der Bauch im Kopf"), das Gehirnareal, das unsere Gefühle bestimmt. Daher kann lange Vergessenes oder Verdrängtes über unbewusste Assoziationen durch einen spezifischen Duft wieder aufgeweckt werden. Aber auch ohne diesen Effekt beeinflussen Duftstoffe das Befinden. Sie können stimmungsaufhellende, entspannende, anregende, beruhigende sowie andere Wirkung haben (psycho-vegetative Effekte durch Geruchswahrnehmung).

Aber auch eine direkte pharmakologische Wirkung der Öle auf unseren Organismus ist möglich. So gelangen zum einen über unsere Haut ein Teil der Öle direkt in unser Blut. Hier sind vor allem die Stoffgruppe der Terpene erforscht und bewiesen worden.

Innerlich angewendet beeinflussen ätherische Öle vor allem unsere Verdauungstätigkeit mit den dazugehörigen Organen. Über einen Reflexbogen zwischen Magen und Gehirn wird die Wirkung der Öle auf die Lunge erklärt und außerdem werden über reflektorische Effekte der Riechstoffe die Atmung, Herz, Kreislauf und die Verdauung angeregt (auf dieselbe Weise wirken auch Gewürze).

Der Duft ätherischer Öle über die Nase hat einen anregenden Effekt auf die Bronchialschleimhaut (es wird mehr dünnflüssiger Schleim produziert). Mit der Verdampfung ätherischer Öle kann man die Keimzahl der Raumluft deutlich verringern.

Beim Kauf ist es wichtig, darauf zu achten, dass man echte ätherische Öle kauft, nicht Duftöle – will man einen weitreichenden therapeutischen Effekt erzielen (am besten auf das Zeichen der BNN achten oder neuform). Bevor Sie ein ätherisches Öl schlucken, holen Sie besser den Rat eines Experten ein, denn es könnte dabei unerwünschte Wirkungen geben.

Ich selber wende die Aromatherapie recht gern als Begleittherapie an und mische entsprechende Öle in ein Massageöl – je nach Beschwerden des Patienten – oder ich bedufte meinen Raum (z. B. im Winter mit wärmendem, erkältungswidrigem Duft, im Sommer mit erfrischendem, anregendem Duft). Gerade die individuellen Massagemischungen werden von meinen Patienten sehr honoriert und sie nehmen sich auch gerne ihre spezielle Mischung mit nach Hause, dann meist auch mit kosmetisch wirksamen ätherischen Ölen dabei. Wie Sie sehen, wird die Aromatherapie zwar von manchem Esoteriker vereinnahmt und missbraucht, aber vom richtigen Therapeuten fachmännisch angewandt ist sie eine sehr gute

begleitende Therapie ohne irgendeine andere Weltanschauung im Hintergrund und wissenschaftlich weitgehend
anerkannt. Das heißt für uns einfach ein weiteres Mal:
Schauen Sie den Therapeuten etwas genauer an, bevor Sie
sich ihm anvertrauen.

Aura-Soma/Aura-Heilung/
Aura-Reading

Die Behandlungen der Lebensaura entspringen teils magischen und religiösen Vorstellungen. Basierend auf der Idee,
die im 19. Jahrhundert aufkam, dass der menschliche Körper
von einem Energiefeld, das sie als „Biod" bezeichneten, umge-
ben sei, wurde von Okkultisten dazu noch der Gedanke des
Astralleibs aus der Anthroposophie hinzugemischt. Para-
psychologen gaben dem Ganzen dann noch durch angeblich
magnetische Heilungen einen wissenschaftlichen Anstrich (s.
auch Diagnoseverfahren).

Beim Aura-Soma und der Aura-Heilung wird versucht, die
Aura des Patienten anhand von Massagen, Berührungen,
Streichungen und Handauflegungen zu behandeln. Dies wird
teils mit speziellen Ölen, die durch ätherische Düfte zum
einen, aber mehr noch durch Farbschwingungen die Aura wie-
der in Ordnung bringen sollen, teils mit kultischen
Gegenständen wie Talismanen/Abzeichen und Federn oder
auch mit Edelsteinen oder Magneten versucht. Vor der
Behandlung werden die Hände „belebt" – das heißt die
Handflächen werden so lange aneinander gerieben vor allem
mit der Mitte der Handfläche, welche nach altem Denken und
chinesischer Lehre Energiezentren darstellen, die kosmische
Energie übertragen können, bis sie heiß sind. Dann werden die
Hände auf die erkrankten Stellen aufgelegt oder bestrichen. Es
werden dabei tonisierende(= anregende/stärkende) und ablei-
tende Streichungen und Griffe unterschieden.

Aura-Heiler halten ihre Hände in geringem Abstand zum Körper an die Aura des Patienten und behandeln so den ganzen Menschen inklusive der „erkrankten" Stellen.

Beim Aura-Reading wird mit Farbölen bzw. Farblicht gearbeitet, deren Schwingungen in Resonanz zu den Auraschwingungen wirken sollen.

Ich denke, dass diese Therapierichtungen mit dem Christentum nicht zu vereinbaren sind. Zum einen schon wegen der untrennbaren Hintergründe (s. Diagnoseverf.), aber auch wegen der esoterischen Verbindungen bei der Durchführung der „Therapieformen", denn auch hier wird mit sogenannten kosmischen Energien gearbeitet, die der Mensch meint, sich zunutze machen bzw. beherrschen zu können.

Ausleitende Verfahren

Obwohl der Name ominös klingt, wird hier keine Energie ausgeleitet. Ursprünglich basieren die ausleitenden Verfahren auf der Vier-Säfte-Lehre aus der Zeit des Hippokrates und Paracelsus, nach der Krankheiten durch eine „falsche Mischung" der Körpersäfte (Blut, Schleim, gelbe Galle und schwarze Galle) hervorgerufen werden. Obwohl diese Vier-Säfte-Lehre mittlerweile widerlegt ist, zeigen diese Verfahren oft trotzdem verblüffende Wirkungen. Sie beruhen auf anderen Wirkungswegen, die man mit dem englischen Begriff „Counterirritation" bezeichnet. Dabei macht man sich hier verschiedene Wirkungskreise zunutze, wie z. B. den Reflexbogen von Haut zu Organ (durch Hautreizung), den Gate-control-Mechanismus (durch Schmerzreize s. Akupunktur), Unterbrechung einer chronischen Entzündung durch eine künstlich zugefügte Verletzung an der Haut (der Körper kann sich nur auf „eines konzentrieren"), Immunmodulation durch unspezifische Reize über die Haut und die Entlastung überschießender Durchblutung (z. B. bei Entzündungen) und Anregung der Mikrozirkulation (damit Abtransport der Entzündungsstoffe) durch Blutentziehung. Zu den ausleitenden Verfahren gehören Schröpfen, Baunscheidtieren, Aderlass, Blutegelbehandlung, Cantharindenpflaster, Einlauf und Fontanelle.

Einige dieser Behandlungen sind richtige Rosskuren, aber es gibt auch sanftere unter ihnen, und deren Wirkung kann oft tiefgreifend sein. Außer beim Aderlass, der von manchen Therapeuten nur bei bzw. kurz nach bestimmten astrologischen Konstellationen durchgeführt wird, ist mir eine Unterwanderung dieser Methoden durch esoterisches oder anderes religiöses Gedankengut nicht bekannt. Beim Schröpfen und Baunscheidtieren geht man hier auf entsprechende Head'sche Zonen, deren Haut-Organ-Reflexbogen nachgewiesen ist.

Autogenes Training

Das Autogene Training ist auf die Erforschungen der Hypnose zurückzuführen. Genaugenommen ist es eine Form davon, die von einem an sich selbst durchgeführt wird – mit oder ohne externe Hilfe eines Therapeuten oder Gruppenleiters. Hierbei sollen Veränderungen im Bewusstsein, in motorisch-vegetativen Funktionen (Atem-, Herzfrequenz, Muskelspannung, Blutdruck, ...), Emotionen und Affekte, Änderungen der Sinneswahrnehmungen, des Gedächtnisses und der Suggestibilität erreicht werden. Um diese Veränderungen zu erreichen, muss die Person lernen, sich ganz in sich zu versenken, wobei dies keine angespannte Konzentration sein sollte, sondern ein Zustand einer *„freischwebenden Aufmerksamkeit, einer passiv-diffusen Wahrnehmungsgestaltung"*, der nach Johann Heinrich Schultz (1884-1970, dem Urheber dieser Technik) durch eine *„akzeptierende Haltung des Loslassens und Geschehenlassens"*[12] erreicht werden kann. Dann sagt sich der Übende sogenannte „prägnante Übungsformeln" entweder selbst vor oder der Gruppenleiter tut dies, und von den Übenden wird alles aufgenommen und wiederholt.

Beim Erlernen und Ausführen des Autogenen Trainings kann man drei Stufen erreichen.

1. Die Grundstufe: Hier werden körperbetonte Übungen angewandt. Die bekanntesten dürften wohl die Schwereübung und die Wärmeübung sein (z.B. „Mein rechter Arm ist schwer, Arme und Beine sind ganz schwer"). Vor und nach jeder Übung folgt der Satz „Ich bin ganz ruhig" evtl. mit Wiederholungen.

2. Die weiterführende Stufe: Hier werden Formeln der Vorsatzbildung oder Indifferenzformeln dazugenommen. Sie haben das Ziel, Selbstbestimmung zu erreichen, sowie Verhaltens- und Erlebnisänderungen herbeizuführen. Die Formeln sind im Prinzip gleichzusetzen mit Positivem Denken bzw. der modernen Tochter, der Neurolinguistischen Programmierung (NLP).

3. Die Oberstufe: Hier soll das Erleben innerer Bilder (Selbstschau) erreicht werden. Diese weisen oft eine Beziehung zum Unterbewusstsein und zu den eigenen Persönlichkeitsentwicklungsstadien auf.

Nach Abschluss einer Autogenen Trainingssitzung muss die Entspannung bzw. Versenkung wieder bewusst zurückgenommen werden.

Die erste Stufe scheint in Grenzen anwendbar zu sein, solange man sehr körperbetont arbeitet. Hier möchte ich Ihnen nur vorsorglich den Rat mit auf den Weg geben, sich nicht „zu leeren", da es in der Seelsorge doch schon Fälle gab, wo solches Öffnen zur Leere hin das Einfallstor für etwas Unerwünschtes war. Besonders wenn der Gruppenleiter anfängt, Chakren miteinzubeziehen, sollten bei Ihnen alle Warnlampen angehen (ein Beispiel dafür: Er weist Sie an, sich vorzustellen, Wurzeln zu schlagen oder den Scheitel zu öffnen oder auch die warme Energie (Kundalini-Energie) aus dem Unterleib nach oben steigen zu lassen). Diese Methode ist abzulehnen, da Sie sich dabei einem esoterisch durchsetzten Einfluss öffnen müssten. Die 2. und 3. Stufe sind aus christlicher Sicht eindeutig abzulehnen. Bei der 1. Stufe ist auch deshalb erhöhte Vorsicht geboten, da sie meist zur 2. und 3. Stufe hinführen soll.

Ayurveda

Im Zuge der Renaissance alter Ethno-Heilverfahren und der Wellness-Welle hat auch das Ayurveda sehr stark Einzug gehalten in unserer westlichen Kultur, nicht zuletzt durch die zunehmende Veränderung des Bewusstseins und dem Bedürfnis zur „Ganzheitlichkeit". Denn auch hier geht es um einen „harmonischen Gesamtzustand des Patienten".

Der eigentliche Ursprung des Ayurveda liegt über 3000 Jahre in der Zeit des Hinduismus (ca. 1500 v. Chr.) zurück und soll von keinem Geringeren als dem Gott Brahma, dem obersten Gott der indischen Mythologie-Hierarchie, verfasst worden sein. Er schrieb das „Wissen vom guten Leben", wie Ayurveda aus dem Sanskrit übersetzt heißt, auf die Bitte der sieben Weisen hin, die das Leid der Menschen nicht weiter mitansehen konnten. Daraufhin schrieb Brahma nun Anleitungen auf, wie das Leben im Einklang mit den Gesetzen des Kosmos zu führen sei. Denn nur dies könne den Menschen letztlich wirklich glücklich machen. Außerdem schrieb er noch wissenschaftliche Ausführungen zur Erhaltung der spirituellen, geistigen und körperlichen Gesundheit und Schönheit auf, die dann der hinduistische Gott der Ärzte, Dhanvantari, den sieben Weisen überbrachte, welche sie dann unter den Menschen verbreiteten. So die indische Legende. Der Ayurveda ist ein in sich abgeschlossenes, umfassendes und ganzheitliches Heilsystem, in dem vor allem die vorbeugenden Aspekte betont werden. Sein goldenes Zeitalter erlebte der Ayurveda aber erst mit Aufkommen des Buddhismus ca.

600 v. Chr. Und dies nicht nur im indischen Raum, sondern auch die arabische und antike griechische Medizin ließ sich davon inspirieren. In den siebziger Jahren des 20. Jh. erlebte die Ayurveda-Medizin im eigenen Heimatland Indien nochmals eine Renaissance: Aufgrund des maroden indischen Gesundheitssystems sollte eine Verbreitung der Volksmedizin Kosten sparen helfen. Im Westen hielt der Ayurveda vor allem in dieser Zeit Einzug, da die Wirtschaftswunderkinder neue, ganzheitliche und geistige Inhalte suchten, verbunden mit dem gleichzeitigen Wunsch nach mehr Naturnähe und tieferem philosophisch-religiösem Verständnis für eine immer komplizierter werdende Welt. So schwappte der Ayurveda im Zuge der Hippie-Bewegung zusammen mit anderen sogenannten exotischen Wissenschaften zu uns in den Westen herüber. Der eigentliche Boom begann hierzulande aber eigentlich erst in den ausgehenden Achtzigern im Rahmen der Wellness-Welle und stand nun für die ideale körperlich-seelische Erholung gestresster Yuppies. Nur die konnten sich auch die kostspieligen Spezialbehandlungen in den zahlreichen ayurvedischen Gesundheitszentren und Kliniken leisten, die wie Pilze aus dem Boden schossen. Während die meisten Zentren sich auf Erholung und Schönheit konzentrierten, wurde in den Achtzigern auch die ayurvedische Heilkunst neu entdeckt.

In erster Linie ist der Ayurveda eine religiös inspirierte Philosophie, also eine Geisteshaltung. Der auffällig religiös anmutende Inhalt der ayurvedischen Schriften ist kaum von der Hand zu weisen, wenn doch der höchste Gott der Hindus als Verfasser gilt. Deshalb hat göttliches Prinzip im ayurvedischen Denken seinen festen spirituellen Platz. *„Die Hymnen des Veda gründen im unzerstörbaren Feld, im reinen Bewusstsein, in dem sich alle Impulse der Naturgesetze, die das gesamte Universum regieren, befinden. Der dies kennt, bewegt sich in Ausgeglichenheit, in der Ganzheit des Lebens."* (Rig-Veda 64.39) Auch die altindische Schöpfungsphilosophie, die „Samkhya-Philosophie", findet daher Eingang in die vedischen Schriften (s.o.). Nach dieser liegt der

Ursprung allen Lebens in Purusha (altindischer Begriff für die formlose männliche Energie) und Pakruti (der schöpferisch-aktiven weiblichen Energie). In Pakruti sind die drei Gunas, die Grundeigenschaften jeglicher Existenz enthalten und befinden sich ursprünglich im Gleichgewicht. Sie wirken erst aufeinander ein, wenn sich ein Ungleichgewicht, eine Disharmonie entwickelt. So bewirken sie die Entstehung der vielfältigen Ausdrucksformen der Welt. Beide Urenergien, Purusha und Pakruti, gehen in Mahad, die kosmische Intelligenz ein. Aus der bildet sich das „Ego" oder Ahamkar und aus dem wiederum das organische und anorganische Universum. Und so steht kein Schöpfungsprodukt – sei es Mensch, Pflanze, Tier oder auch nur ein Stein – für sich alleine da, sondern jeder Organismus wird durch seine Umwelt beeinflusst, die mit ihm oder im besten Fall für ihn im Zustand vollkommener Ausgeglichenheit wirkt, und wirkt zusammen mit dem großen Ganzen des Universums. Das heißt im Grunde, dass wir unsere Energien und Lebenskräfte aus allem beziehen, was uns umgibt. Daher haben Pflanzen im Ayurveda einen besonderen Stellenwert und werden sogar z. T. als heilig verehrt, denn in ihnen und in jedem Mineral seien die Kraft und Energie der Natur gebündelt. So steht alles Beseelte und Unbeseelte in der Natur durch die gemeinsame Herkunft in einer immer währenden Wechselbeziehung zueinander. Das Grundthema und auch Ziel des Ayurveda ist daher, das Gleichgewicht der Elemente, aus denen ein Körper zusammengesetzt ist, wiederherzustellen bzw. zu erhalten. Daher muss ein echter Ayurvedaarzt nicht nur Mediziner sein, sondern immer auch ein Philosoph.

Ich beschreibe dies deshalb so ausführlich, weil ich denke, dadurch das Verständnis des dem Ayurveda zugrundeliegenden Menschenbildes und des Konstitutionstypus-Systems zu vereinfachen, auf dem die Anwendungen – seien sie zur Wellness oder zur Therapie – basieren.

Im Ayurveda ist jeder Mensch ein Ergebnis verschiedener Energien und Stofflichkeiten, die sich in unterschiedlichen

Typen ausprägen. Zuallererst ist er wie alle Materie ein Teil des Kosmos. Und wie in der chinesischen Medizin auch, befinden sich in jeder natürlichen Materie die fünf Elemente Feuer, Erde, Wasser, Luft, Äther (Raum). Diese Elemente sind aber auch in immaterieller Form vorhanden und wirken auch so auf alles Leben ein. Jedem dieser Elemente werden mehrere bestimmte Organe und Funktionen im menschlichen Körper zugewiesen. Wie z. B. das Feuer als Funktion die Stoffwechselfunktionen und intellektuellen Tätigkeiten widerspiegelt (= Verbrennungsvorgänge) und als Sinnesorgane den Sehsinn (Licht, Farbigkeit) und durch den Sehsinn die Tätigkeit des Gehens und Laufens. Das Wasser ist für alle verschiedenen Flüssigkeiten des Körpers zuständig, den Geschmack (Speichel = Zunge) und die Sexualität bzw. Fortpflanzung und so weiter.

Durch die Elemente ist nun zwar jeder Mensch aus den selben Basisstoffen zusammengesetzt, jedoch ist deren Zusammenstellung bei jeder Person verschieden und damit ergibt sich, dass jeder Mensch eine unterschiedliche Konstitution besitzt und genau aus diesem Grund reagiert er auch unterschiedlich auf bestimmte Elemente und äußere Einflüsse. Bei der Zusammensetzung fügen sich die Elemente, vereinfacht gesagt, zu Paaren zusammen, die dann letztendlich die drei Konstitutionstypen, Doshas genannt, ausmachen. Vata ist aus Äther und Luft zusammengesetzt, Pitta aus Feuer und Wasser und Kapha aus Wasser und Erde. Diese werden anhand von Charaktereigenschaften, dem Wesen und den körperlichen Merkmalen einer Person festgestellt. Die Doshas sind also energetische Grundprinzipien, die die verschiedenen menschlichen Erscheinungstypen mit ihren körperlichen und geistigen Merkmalen sowohl im gesunden als auch im kranken Zustand prägen. Schon ab der Zeugung wird die individuelle, quantitative Zusammensetzung der drei Doshas festgelegt. Jeder Mensch erhält ein bestimmtes „Mischungsverhältnis" aller drei Doshas, wobei meist ein oder zwei Doshas deutlich überwiegen, und damit besitzt jeder von Geburt an seine eigene individuelle Natur mit bestimmten unterschiedlichen

Bedürfnissen und Vorlieben, was z. B. Essen und Klima angeht und auch die Art, wie der Körper und seine Organsysteme arbeiten, sind aufgrund dessen unterschiedlich. Dieses individuelle Gleichgewicht sollte so weit als möglich aufrecht erhalten werden. Deshalb soll das Verstehen der individuellen Konstitution dabei helfen, ganz gezielt die Gesundheit zu stärken und das Wohlbefinden zu fördern bzw. soll man damit einschätzen können, wo die jeweiligen körperlichen und seelischen Stärken und Schwächen liegen. Man spricht zwar nur von den drei Doshas, aber anhand von Mischungen kann man die Menschen in insgesamt sieben Konstitutionstypen einteilen wobei die genannten Doshas jeweils das körperlich – seelische Bild des Menschen dominieren: Kapha, Pitta, Vata, Vata-Pitta, Pitta-Kapha, Vata-Kapha, Kapha-Pitta-Vata.

Ziel des Ayurveda ist es letztendlich, drei Doshas ins Gleichgewicht zu bringen bzw. es zu erhalten. Denn bei Beschwerden oder Krankheiten seien es Kapha, Pitta und Vata, die in Disharmonie geraten sind. Sind die Doshas ausgeglichen, so nennt man diesen Zustand „sattwa" was übersetzt soviel wie „Liebe, Ausgeglichenheit und Klarheit der Gedanken" heißen würde. So wie die Doshas auf der körperlich-geistigen Ebene Zustände regulieren und mit nach innen wirkenden Kräften den Menschen prägen sollen, so sollen sie sich auch gegenseitig beeinflussen und zudem in Wechselwirkung mit der Natur, den äußerlichen Reizen und dem Kosmos stehen. Für die ayurvedischen Anwendungen gibt der Konstitutionstyp einer Person Aufschluss über seine körperlichen, geistigen und seelischen Eigenschaften und wird daher leicht mit diversen Fragebögen, die die charakteristische körperlich-seelischen Ausprägungen/Gewohnheiten erfragen, ermittelt.

Anhand des ermittelten Konstitutionstypus hält der Ayurveda eine große Menge an individuell auf den Typus abgestimmte Ratschläge bereit. Ziel dabei ist grundsätzlich, den spirituellen und geistigen Zustand ins Gleichgewicht mit dem Körper zu setzen. Erst in diesem Stadium soll ein „gutes Leben" möglich sein und der Mensch sich gesund und wohl fühlen. Dies wird durch Ernährung, Lebensstil, Meditationen u. a. je nach Tageszeit, Jahreszeit und Lebensabschnitt variierend erreicht, da auch das Dosha-Gleichgewicht in diesen Rhythmen dynamisch variiert.

Wird das Dosha-Gleichgewicht nachhaltig gestört, so wird ein Krankheitsprozess in Gang gesetzt. Trifft die Dosha-Ungleichgewichts-Krankheitsdisposition mit einer Disposition (= Neigung, Veranlagung) eines Organes zusammen, so wird sich eine manifeste Krankheit daraus entwickeln. Aus ayurvedischer Sicht trifft auf jede Krankheit eine Vermehrung oder Verringerung eines oder mehrerer Doshas zu, die anhand der jeweils einem Zustand zuzuordnenden typischen Symptome festgelegt werden können.

In der Ayurveda-Medizin findet man in der Regel folgende Verfahren:

- Panchakarma (Reinigungskur): bei der v. a. mit Erbrechen, Abführen, Einläufe, Niesen, Aderlässen und Schwitzkuren gearbeitet wird. Auch das innerliche und äußerliche Fetten soll reinigend wirken.
- Ernährung: wobei es hier weniger um „gesunde Ernährung" geht wie bei uns, sondern um die Geschmacksvorlieben je nach Dosha (z. B. Vata: süß, sauer, salzig – zu vermeiden: scharf, bitter, zusammenziehend; Pitta: süß, bitter zusammenziehend – zu vermeiden: salzig, sauer, scharf; Kapha: scharf, bitter zusammenziehend – zu vermeiden: süß, sauer, salzig)
- Yoga/Transzendentale Meditation (TM)
- Öl- und Trockenmassagen
- Svedana (Schwitzkur)
- Ayurvedische „Medikamente" (pflanzlich, mineralisch, oft auch mit Schwermetallen!). Hier wird die arzneiliche Wirksamkeit anders beurteilt als in der naturwissenschaftlichen Pharmakologie. Im Ayurveda wird die Wirksamkeit durch die Fähigkeit, im Empfänger Assoziationen, Stimmungen oder sonstige Reaktionen auszulösen, bestimmt: Durch ihren Einfluss auf die Doshas, den

Geschmack (s. Ernährung), durch seine physikalischen Eigenschaften (etwas Schweres erhöht das Körpergewicht, ...) und durch seine innere Kraft. Dabei sind in den ayurvedischen Arzneimitteln meist mehrere Bestandteile miteinander kombiniert.

Nun ist, wie oben schon erwähnt, der Ayurveda ein abgeschlossenes System mit stark religiös-philosophischem Hintergrund. Und nach Meinung der Ayurveda-Mediziner ist eine Kur auch nur wirksam, wenn die zugehörige „innere Reinigung" durch Meditationen und Yoga – wie sie es nennen: „Bewusstseinstechnologien" – begleitet wird. So wird bei einer echten Kur, die sich über mehrere Wochen hinzieht, der Patient neben dem Fasten her sein Zimmer nur zu den Behandlungen verlassen, sich möglichst wenig bewegen, nicht lesen und schreiben, um auch seinen Geist zu reinigen. *„Der nun klargewordene Geist beschäftigt sich nun endlich wieder mit den wichtigen Fragen: Wo komme ich her? Wo gehe ich hin?"* (Werbetext einer Ayurveda-Klinik) Die Antwort auf diese Fragen soll er durch Yoga, TM und Mantras (was die beständige Anrufung von Göttern und Dämonen ist) erreichen. Ich denke, hier ist eine klare Grenze überschritten!

Ein paar Worte noch zur Transzendentalen Meditation (auf Yoga werde ich mich später noch beziehen): Selbst die Bundesregierung hat in ihrem Sektenbericht 1995 wie auch schon 1989 vor den Gefahren der Transzendentalen Meditations-Bewegung gewarnt, in dem sie als Jugend- und Psychosekte und vor allem als pseudoreligiöse Weltanschauung eingestuft wird. TM ist eingebettet in ein *„totales Programm zur Rettung der Welt"*, formuliert vom „göttlichen Meister". Maharishi Mahesh Yogi (bekannt geworden als der Guru der Beatles, nach dem auch das im Westen gebräuchliche Maharishi Ayur-Veda benannt ist) verkündete 1975 die „Weltregierung des Zeitalters der Erleuchtung". Durch lange und genügend tiefe Meditationen sollte das volle geistige Potential der Menschen entwickelt werden und sie sollten dadurch auch noch fliegen können. Wer sich lange genug versenkt, wird irgendwann vom Boden abheben. Es gibt auch heute noch immer wieder Veranstaltungen, auf denen dies vorgeführt werden soll – doch angesichts der Tatsache, was Mantras tatsächlich sind – müssen wir uns fragen: mit welcher Kraft?!

Weiter steht in der Beurteilung zu lesen: *„Wenn sich labile Menschen auf TM einlassen, kann das zu psychischen Schäden bis hin zu Persönlichkeitsstörungen führen ...“*

Neben diesem geschlossenen System des Ayurveda wurden einige der indischen Heilpflanzen inzwischen auch von der westlichen Medizin entdeckt und gründlich auf ihre Wirksamkeit geprüft und für gut befunden. So ist z. B. aus meiner Sicht nichts gegen die Anwendung von Weihrauchpräparaten einzuwenden, die einfach unschlagbar sind bei Darmentzündungen und psoriatrischen Gelenksbeschwerden und manch anderer Erkrankung. Auch, denke ich, ist nichts gegen eine Tasse indischen Gewürztees einzuwenden, welcher eine geschmackvolle Mischung diverser Zutaten wie Ingwer, Koriander, Pfeffer, Anis und einigem mehr ist und eine willkommene gesunde und magendienliche Abwechslung an den Kaffeetisch bringt. Auch dass verschiedene Menschen verschiedene Geschmäcker einfach vorziehen und diese Nahrungsmittel ihnen einfach besser bekommen, ist heute nichts Neues mehr.

Es gibt jedoch so viele dem ayurvedisch-spirituellen System vorzuziehende und dieses ebenso gut aufwiegende Methoden wie z. B. die F. X.-Mayr-Kuren, (Aroma-) Massagen, Schwitzkuren und Packungen (Kneipp), Entgiftung durch Heilerde, Entspannungstherapien, Stretching anstatt Yoga u. v. m. bei denen wir nicht in die Welt einer anderen Spiritualität und Philosophie abtauchen müssen. Es klingt dann zwar alles nicht so schön aufregend exotisch, aber einen exotischen Touch kann man durch entsprechende Tees und entspannende Düfte hinzufügen – und was hindert uns daran, uns zurückzuziehen und die oben genannten Fragen im Rahmen einer ausgedehnten „stillen Zeit" mit unserem Herrn und Gott zu besprechen? Ich denke, dadurch werden wir nicht nur die vom Ayurveda versprochene innere Ruhe, die dort sofort danach vom Alltag wieder zerstört wird, gewinnen, sondern viel mehr noch bleibenden, inneren Frieden, weil wir bei der Erörterung der Fragen immer wieder auf Gottes tiefe, unendliche Liebe zu uns stoßen werden. Und anstatt anonymer Götternamen dürfen wir den Namen anrufen, der uns ein persönliches Du sein will und in dem das Heil zu finden ist („... *in keinem anderen ist das Heil zu finden." Apg 4,12)*. Und anstatt uns lediglich zu leeren, dürfen wir uns von Seinem Heiligen Geist (er)füllen lassen.

Bach-Blüten

Die Bach-Blütentherapie ist eine der Homöopathie ähnliche Methode. Ihr Schöpfer selbst, der Arzt Dr. Edward Bach (1886-1936), bezeichnet sie als eine „natürliche Fortsetzung von Hahnemanns großem Werk". Die Homöopathie sei nur eine Zwischenstufe gewesen, wohingegen sein Blütensystem eine Weiterführung und Verfeinerung darstelle, die ihm offenbart worden sei. Bei seiner Tätigkeit als Arzt wurden Bach die psychisch-seelischen Aspekte der Krankheit immer wichtiger, und seine Ideen sind sehr stark von den psychoanalytischen Konzepten C. G. Jungs geprägt. Auf der Suche nach Mitteln, die vor allem diesen Aspekt behandeln sollten, gab der damals 44-Jährige 1930 seine Praxis in London auf und zog einer „Eingebung" folgend aufs Land, wo er innerhalb 6 Jahre sein System psychisch definierter Persönlichkeitstypen mit den jeweils entsprechenden Blüten entwarf. Auf seiner Suche nach den entsprechenden Blüten folgte er seiner Intuition, seinen Träumen und Eingebungen und er entwickelte seine Sensitivität sogar so weit, dass er angeblich nur ein Blütenblatt der entsprechenden Pflanze auf die Zunge zu legen brauchte, um ihre Wirkung auf Körper, Seele und Geist zu spüren. Oft habe Bach auch den negativen Gemütszustand erlebt, für den er gerade ein Mittel suchte. Nachdem er die passende Blüte dafür gefunden habe, wurde er wieder daraus erlöst. Auf diese Weise kam er auf 38 Pflanzen und entsprechende negativen Gemütszustände in seinem Therapiesystem und erklärte das System soweit als abgeschlossen. Obwohl selbsternannte Bach-Nachfolger noch weitere Blüten hinzufügen wollten, werden diese auch heute nicht durch das offizielle Dr. Edward Bach Centre in England und dessen Tochterniederlassungen in verschiedenen Ländern akzeptiert. Auch die Gewinnung der „Blütenessenzen" (obwohl hier das Wort Essenz eigentlich nicht angebracht ist) wird noch heute streng nach den Vorgaben Bachs gehandhabt. Das englische Bach Centre garantiert in der Nachfolge Bachs sogar für die Reinheit der Herstellung nach seiner Original-Methode. Dazu gehören verschiedene Komponenten. So darf z. B. nur an besonderen naturbelassenen Stellen von wild wachsenden Pflanzen und nur zu bestimmten Zeiten gepflückt werden. Blüten von kultivierten Pflanzen hätten überhaupt keine Wirkung mehr. Im englischen Bach Centre werden die Blüten auch heute noch nur an den Stellen gepflückt, an denen Bach sie damals gepflückt hatte. Außerdem müsse man die ausgewählten Pflanzen regelmäßig aufsuchen, um sie exakt im richtigen Blütenstadium anzutreffen. Vor dem Pflücken solle man ihnen den Zweck erklären und sich bei ihnen für die Verletzung entschuldigen, die man ihnen zufügt. (Denn man glaubt ja an die Beseeltheit der Pflanzen). Des Weiteren müsse das Sammeln morgens an einem Tag mit wolkenlosem Himmel geschehen und zudem müssten bestimmte astrologische Konstellationen und Umweltfaktoren berücksichtigt werden. Auch dürfen die Blüten nicht irgendwie gepflückt werden: Sie dürfen nicht verletzt werden und auch nicht mit menschlicher Haut in Berührung kommen. Dafür klemmt sich der Pflücker zum Schutz ein Blatt zwischen Daumen und Zeigefinger.

Hat man nun alle diese Kriterien erfüllt und die Blüten geerntet, so werden diese daraufhin in eine Schüssel mit

Quellwasser gelegt, die dann so lange an der Sonne stehen bleibt, bis die Seele der Blüten in das Quellwasser übergegangen ist. Ich frage mich dabei nur, wie man den Zeitpunkt festlegen will. Kann man schon ohnehin kein einziges Atom Substanz von der Pflanze in dem Wasser nachweisen, wie will man dann feststellen, wann die Seele derselben im Wasser ist. Später wird dieses Wasser dann in zur Konservierung mit Alkohol vorpräparierten Fläschchen abgefüllt (Verdünnungsverhältnis 1:240). Diese bilden die Basis für die Blüten-Tropfen und werden als Stock Bottles (Konzentratflaschen) bezeichnet und verkauft. Bei Blüten von Bäumen, Büschen und Sträuchern wird die Kochmethode verwendet, da diese schon früh im Jahr blühen, wenn die Sonne noch nicht so stark scheint. Dieser Vorgang der Transformation wird als „harmonischer Prozess natürlicher Alchimie" gesehen und unterscheidet sich wesentlich von der allgemein anerkannten Phytotherapie besonders dadurch, dass die Blüten weder beschädigt noch berührt werden dürfen, wohingegen in der Phytotherapie die Pflanzenteile zerkleinert werden müssen, damit das Zellgewebe aufgeschlossen wird und die Inhaltsstoffe freigegeben werden können. (Vgl. die Zwiebel: die Augen tränen erst, wenn sie angeschnitten wird und ihr ätherisches Öl entweichen kann).

Von wissenschaftliche Einwänden wollte Bach schon gar nichts wissen. Man müsse die Dinge möglichst rein in ihrer Ursprünglichkeit erhalten, sagt Bach, um den größten Nutzen aus ihnen zu ziehen, denn in der Natur sei ja alles einfach. Deshalb seien auch keine wissenschaftlichen Erkenntnisse für die Anwendung seiner Blütenessenzen notwendig. Dies hört sich für viele Ohren zwar gut an – aber der geistlich-weltanschauliche Aspekt hinter diesen Essenzen muss später noch genauer beleuchtet werden.

Die Wirkung seiner Wasser, so erklärte Bach selbst, beruhe darauf, dass die Blüten-Essenzen unsere Gefäße für die Aufnahme unseres geistigen Selbst öffneten, so dass dieses uns mit seinen schönen Schwingungen regelrecht überfluten könne. Das würde die Krankheit dann zum Schmelzen bringen. Weiterhin würde unser Wesen mit Hilfe der Tropfen bzw. höheren Schwingungen von der jeweils benötigten Tugend erfüllt und vom Fehler gereinigt. Er vergleicht dies mit dem erhebenden Gefühl und der Inspiration durch schöne Musik, die, wie wir das alle schon erlebt haben, Frieden bringen und Leid erträglicher machen kann.

Eingenommen werden die Blüten im akuten Zustand normalerweise mit der Wasserglasmethode. Dabei werden täglich morgens zwei Tropfen der ausgewählten Blütenessenzen in ein großes mit Wasser gefülltes Glas gegeben und in kleinen Schlücken („*jeder Schluck ist ein Energie-Impuls*") über den Tag verteilt getrunken. Für chronische Zustände wird eine Einnahmeflasche hergestellt. Dafür wird ein Tropfen der ausgewählten Blütenessenzen in eine Flasche mit 10ml Wasser-Alkohol-Gemisch gegeben und tägl. 4x4 Tropfen genommen. Allerdings sollen die Blütenwasser auch schon durch bloßen Besitz, Tragen am Körper oder neben das Bett oder unters Kopfkissen gelegt helfen. Eine Wirkung könne schon nach 30 Sekunden, wenigen Minuten oder Stunden bei akuten Zuständen – etwas länger bei chronischen Zuständen – eintreten.

Angewendet werden die Mittel vor allem bei psychosomatischen Erkrankungen, denn für Bach sind negative Seelenzustände, seelische Blockierungen – oder, um es in Bachs Reduzierung zu formulieren: Charakterschwäche – die zu behandelnden „Symptome". Auf die Frage nach einer kurzen Definition der Bach-Blütentherapie hin antwortete Mechthild Scheffer, die einzige Lehrbeauftragte des englischen Bach Centre Stammhauses für den deutschsprachigen Raum und Autorin diverser Fachliteratur zu Bach-Blüten: „Charaktertherapie mit Blütentherapie" (Meyers Modeblatt 17/88). Sie führt dies an anderer Stelle weiter aus: Es gehe darum, mit den Bach-Blütentropfen einen besseren Umgang mit charakterlichen Schwächen und negativen Stimmungen des Gemüts zu erreichen beziehungsweise diese in den Griff zu bekommen. Längerfristiges Ziel sei die Seeelenreinheit. Das erkannte Schlechte solle durch die Entwicklung einer entsprechenden „Gegen-Tugend" ausgemerzt werden und dadurch würde die entsprechende Schwäche aus unserem Leben, ja sogar aus unserem Wesen vollständig verschwinden.[13]

Auch die Auswahl der Mittel ist bei den Bach-Blüten komplett anders, als in der gewohnten Medizin. Eine Diagnosestellung entfällt, da körperliche Symptome keine Rolle spielen. Es kommt rein auf den Seelenzustand des Patienten an. Bach gesteht den körperlichen Symptomen höchstens einmal zu, dass sie an manchen Körperstellen manifest werden können, die dem Seelenzustand entsprechen. So äußere sich mangelnde Liebe z. B. am Herzen. Aber dies spielt bei der Mittelwahl keine Rolle. Meist wird mit dem Patient ein ausführliches Gespräch geführt, bei dem der Therapeut auch die Reaktionen des Patienten und gegebenenfalls spontane „Erkenntnisse" mitprotokolliert. Dabei werden vor allem verschiedene Reaktionsmuster abgefragt, die dann entsprechenden Pflanzen zugeordnet werden können. Diese Listen mögen so manchen an diverse Horoskope in den Illustrierten erinnern, da sie so verallgemeinernd formuliert sind, dass garantiert jeder sich irgendwie darin finden kann. Bei diesen Gesprächen geht es wie gesagt hauptsächlich darum herauszufinden, welche negativen Gemütszustände der Patient derzeit erkennen lässt und um seine Reaktionen. Viele Bach-Therapeuten treffen die Mittelwahl auch zusätzlich durch Farbkarten, Kinesiologie, Pendeln oder EAV (s. jeweils dort), geübtere Bach-Blütentherapeuten haben ihre Sensitivität oder Intuition, wie es gerne genannt wird, so weit verschärft, dass sie, wie sie sagen, oft schon beim Handschlag bei der Begrüßung im Gefühl haben, welche Blüten der Hilfesuchende benötigt. Um diese Sensitivität zu schulen, schlägt Frau Scheffer in der Einleitung ihres Buches „Praxis der Original Bach-Blütentherapie" vor, sich die ausführlichen Blütenbeschreibungen im Standardwerk genau durchzulesen und sich dann auch durch das Betrachten der farbigen Bilder tiefer in die betreffende Blütenenergie einzufühlen.

Eine andere sehr beliebte Art der Mittelwahl ist auch die sogenannte „Spontanwahl": Dabei greift der Patient in einen Korb mit Fläschchen aller 38 Essenzen und greift sich – ohne dabei hinzusehen – die Mittel „seiner Wahl" heraus. Diese Methode wird vor allem auch bei Kindern gerne angewendet. Bei Babys wird der „Quengeltest" gemacht. Es werden alle 38 Fläschchen hintereinander in die Wiege zum Baby gegeben und seine Reaktionen darauf beobachtet. Auch Hunde und Pflanzen werden gerne mit Bach-Blüten therapiert, wobei ich mich frage, wie man den Seelenzustand oder die Charakterschwäche einer Pflanze herausbekommen und behandeln will. Ebenso nimmt die vorgeburtliche Behandlung während der Schwangerschaft einen immer größeren Platz ein. Auch hier frage ich mich, welche Charakterschwäche die Frucht im Leib ihrer Mutter denn überhaupt schon entwickeln konnte. Doch Frau Scheffer schreibt in „Bach-Blütentherapie – Theorie und Praxis" zu diesem Thema, dass sie es für offensichtlich halte, dass man bei einer Behandlung von Kindern schon vom ersten Augenblick an (und dieser beginnt bei ihr schon mit der Schwangerschaft) viele auch erst im späteren Leben des Kindes auftretende Störungen verhindern könne. Auch die Astrologie hat ihren Platz in der Bach-Blütentherapie. So schlagen diverse Bach-Blütentherapeuten sogar Behandlungen mit den Blütenessenzen für Alkoholiker, nach Vergewaltigungen und Misshandlungen vor, wobei sie den Straftätern die Verantwortung abnehmen und das Geschehene damit abtun, dass diese Ereignisse auch durch unterbewusste „Programmierungen" aus der astralen Ebene angezogen werden könnten.[14]

In der Regel wird eine Kombination von 4-8 Blütenkonzentraten verabreicht. Die Blüten können dabei je nachdem beliebig kombiniert werden. Begleitend zur Verwendung der Blütenessenzen wird den Patienten nahegelegt, die Therapie mit bewusstseinserweiternden Methoden wie Yoga, TM und positivem Denken zu unterstützen. Außerdem bekommt der Patient Kraftformeln mitgegeben – zu jeder Blüte gibt es 3 von diesen Kraftformeln –, die er dann Mantraartig immer und immer wieder für sich wiederholen soll. Als Beispiel: Cherry Plum, die „Gelassenheits-Blüte", hat die Formeln wie folgt: „Ich habe Mut", „Ich öffne mich", „Ich lasse fließen, was fließen möchte". Der Patient wird dann noch aufgefordert, ein Reaktionsprotokoll zu führen und damit „aktiv mit den Blütenimpulsen zu arbeiten", in dem er aufschreibt, wie er in den jeweiligen kritischen Situationen reagiert hat. Dieser Erinnerungseffekt ist auch die einzig plausible Erklärung für die Wissenschaft, wie die Bach-Blüten überhaupt wirken könnten. Ansonsten muss man von einem Placeboeffekt ausgehen.

Schauen wir einmal gemeinsam hinter die Ideen Bachs – seine Sicht von Krankheit und seine Weltanschauung. In seinem Buch (s.u.) schickt er voraus, dass man, um das Wesen von Krankheit überhaupt zu verstehen, erst einmal einige Wahrheiten und Prinzipien anerkennen müsse. Diese seien wie folgt:

1. Jeder Mensch hat eine Seele, welche sein wahres Selbst sei. Bach beschreibt an mehreren Stellen die Seele als *„göttlich"* und *„unbesiegbar"*.[15]
2. Der Sinn und Zweck unseres Erdenlebens sei es, Erfahrungen zu sammeln, Weisheit zu erlangen und daraus folgend unser Wesen zu vervollkommnen (wobei hier auffällt, dass die von Bach genannten Tugenden diejenigen sind, die im Galaterbrief als Früchte des Heiligen Geistes genannt werden! Wenn es nach Bach ginge, müssten wir also nicht länger um den Heiligen Geist bitten und uns von der Gnade Gottes abhängig machen, sondern wir könnten diese Tugenden mit Hilfe des „Geistes aus der Flasche" bekommen …).[16]
3. Lediglich als ein kurzer Bruchteil in unserer Entwicklungsgeschichte sei unser Leben anzusehen, ist doch unser Körper nur eine vorübergehende vergängliche Hülle im Gegensatz zu unserer unsterblichen Seele.[17]
4. Solange Harmonie zwischen unserer Seele und unserer Persönlichkeit herrsche, würden wir Freude, Frieden, Glück und Gesundheit erfahren.[18] Werde die Persönlichkeit

aber von dem von der Seele vorgegebenen Pfad abgebracht, so werde ein Konflikt daraus erwachsen, der die Wurzel von Krankheit und Unglück darstellt. Daraus ergibt sich das „Gesetz der inneren Führung", welches besagt, dass man allein der inneren Führung (= Vermittlerin zwischen dem höheren Selbst und der Persönlichkeit)und dadurch dem höheren Selbst (= unser göttlicher Wesenskern) folgen sollen. Dies schließt mit ein, dass wir keinerlei Einmischung anderer Personen in unseren Lebensplan zulassen sollten.[19]

5. Erkenntnis der Einheit aller Dinge. Er vergleicht dies mit dem Bild der Sonne: Der Schöpfer ist die Sonne, wir die Strahlen, die aber doch auch Sonne sind. Hieraus entsteht das Gesetz der Einheit, nach welchem all unser Tun dem Interessen der *„größeren Einheit"* dienen solle.[20]

Aus diesen Prinzipien leitet Bach zwei „große Fehlerquellen" her: a) *„die Trennung von Seele und Persönlichkeit";* b) *„Grausamkeit oder falsches Verhalten gegenüber anderen."*[21] Diese Fehler führen zu Konflikten und sind für Bach die Quelle von Krankheit. Bei ihm ist Krankheit kurz gesagt eine Charakterschwäche, und wir erinnern uns, dass das Ziel der Therapie seelische Harmonisierung bzw. Reinigung ist. Bach sieht dabei die Krankheit als „an sich wohltätig" an, die uns die Chance bietet, unsere Persönlichkeit zum *„göttlichen Willen der Seele"* zurückzuführen. Wenn wir uns dabei ernsthaft bemühen, unsere Fehler wieder richtig zu stellen, so würde uns ein Leben voll Friede und Freude und auch voller Gesundheit winken.[22] Die vollkommene Heilung komme nämlich von der Seele selbst – ihre Harmonie durchstrahle die ganze Persönlichkeit.[23] Ziel sei es, sich mit seiner eigenen Seele vereinen zu lernen, welche ja die uns innewohnende Göttlichkeit sein soll. Wenn wir diese unsere Göttlichkeit durch diesen Prozess entdeckt hätten, dann bliebe nichts unüberwindbar.[24] In anderen Worten: Wir würden allmächtig sein. Einzig und allein unserem höheren Selbst, unserer Seele zu folgen sei es, auf was es ankomme, denn deren Eingebungen seien nie als egoistisch zu werten, sie würden unserem Besten dienen und uns Gesundheit für Leib und Gemüt bringen.[25] Auch hier steht die Ansicht Bachs im krassen Gegensatz zur Aussage Jesu, nach dem aus dem Inneren des Menschen „Unreines" hervorkommt (vgl. Mt 15,18-19). Zwei weitere Prinzipien kommen hinzu, die auch eine große Rolle in Bachs System einnehmen: Zum einen die „kosmische Gesetzmäßigkeit" Dies seien die Gesetze, die uns Weise, Meister und Philosophen aus allen Kulturen und vielen Religionen schon seit Menschengedenken gelehrt haben, die die Schöpfungsordnung aufrechterhalten und nach denen sich das ganze Universum richten müsse.[26] Zum anderen ist dies die „Polaritätsebene": Gut und Böse – Liebe und Hass. Bach sieht diese beiden „Pole" als unterschiedliche Ausdrucksformen ein und desselben Prinzips an – von Standpunkt des höheren Selbst aus betrachtet.[20]

Manche Christen akzeptieren allzu unkritisch die leicht religiös anmutenden Aussagen in mancherlei Bach-Blüten-Literatur. Bach verwendet zum Teil Zitate der Bibel sowie andere Aussagen, die sich vordergründig wie Zitate der Bibel anhören, aber wenn man diese wie ein Mosaiksteinchen betrachtet und sie in den Gesamtaussagen Bachs eingebettet sieht, wird man als aufmerksamer Betrachter bald merken, dass an diesem Bild etwas nicht stimmt. Doch welche religiös-philosophische Sicht steckt denn nun wirklich hinter Bach?

Diese Frage ist leicht zu beantworten, wenn man ein bisschen im Original-Aufsatz von E. Bach schmökert: „Heile dich selbst – Die geistige Grundlage der Original Bach-Blütentherapie". Was Bach nämlich an weltanschaulicher Sicht tatsächlich präsentiert, ist reinster Pantheismus – Gott ist in allem und alles ist Gott, ist ein Teil Gottes –, kombiniert mit einer Mixtur aus Buddhismus, Hinduismus, Spiritismus, Schamanismus und Psychologie. So sieht er unseren Lebenssinn darin, dass wir lernen vollkommen zu werden[27] – unsere uns wesenseigene Göttlichkeit herauszukristallisieren. Auch Bach sieht Gott als eine undifferenzierte gemeinsame, uns übergeordnete Energieschwingung an, mit der jeder von uns aber auch alles miteinander verbunden sei. Er versucht diese Kraft anhand vieler Namen zu benennen, so auch als *„Schöpfungskraft", „universelles Lebensprinzip", „kosmisches Prinzip", „Liebe im Sinne höherer Vernunft", „Gott".*[28] Nun ist der Gott, an den wir Christen glauben, aber keine Energieschwingung oder ein Prinzip, sondern er ist ewig. Er ist der Schöpfer, der über der Schöpfung steht, und er ist, im Gegensatz zu obiger Aussage, Person. Auch stellt Bach Jesus Christus als ein Vorbild dar, dessen Mission auf der Erde es gewesen sei, der Mittler zwischen unserer Persönlichkeit und Seele zu sein und uns Vollkommenheit vorzuleben, und setzt ihn noch im selben Atemzug mit Buddha und anderen „großen Meistern" gleich, die zu diesem Zwecke hin und wieder auf die Erde heruntergekommen seien. Weiter schreibt er, dass der Mensch sich aus diesem Grunde mit dem *„unendlichen Gesetz der Liebe eines Schöpfers"* vereinen müsse.[29]

Hier müssen wir Christen uns fragen: Wenn nicht Jesus der Weg die Wahrheit und das Leben ist, wenn nicht nur durch seinen Tod am Kreuz der Vorhang im Tempel zerrissen wurde und wir durch ihn zum Vater kommen können, sondern wir dies aus uns selbst heraus alles erreichen können – welchen Sinn hat dann Jesu Leiden und Sterben noch? Wie können wir dann überhaupt noch annehmen, dass die Bibel das Wort Gottes ist? Jesus ist der eingeborene Sohn Gottes – er kann nicht einfach mit Buddha gleichgesetzt werden. Der Weg zu Gott führt nicht über vermeintliche Harmonie mit dem Universum. Diese Weltanschauung Bachs ist ein anderes „Evangelium". Es ist eine Lehre zur Selbsterlösung. Erinnern Sie sich, was ich über Esoterik geschrieben habe? Ja es ist eine Eingangstür zur Esoterik, ein erster Stein vom Turmbau zu Babel. Denn genau diese „Krankheiten", auf die diese Tropfen abzielen, gehören in die Seelsorge und im Gebet vor Gott gelegt und nur Jesu Blut kann uns hier letztendlich heilen und davon befreien:

„Ich bin der Weg und die Wahrheit und das Leben; niemand kommt zum Vater außer durch mich." (Joh 14,6) „Wenn wir sagen, dass wir Gemeinschaft mit ihm haben, und doch in der Finsternis leben, lügen wir und tun nicht die Wahrheit.

Wenn wir aber im Licht leben, wie er im Licht ist, haben wir Gemeinschaft miteinander und das Blut seines Sohnes Jesus reinigt uns von aller Sünde." (1 Joh 6-7)

„Einer ist Gott, Einer auch Mittler zwischen Gott und den Menschen: Der Mensch Christus Jesus, ..." (1 Tim 2,5).

Selbsterlösung ist das Gegenteil des biblischen Weges der Errettung. Bach will uns also glauben machen, dass wir die Sünde selber durch etwas guten Willen und ein paar Blütentropfen aus der Welt räumen können. Diese Art von Heilslehre hält somit die Menschen ab, zu Jesus ans Kreuz zu kommen und die wahre Vergebung und Heilung zu empfangen.

Zurück zur Frage: Woher die Wirkung der Tropfen – ist es vielleicht doch nicht nur als reiner Placeboeffekt oder Glaubenseffekt abzutun? Wirkt dahinter vielleicht eine Kraft, die auch Bach schon seine Eingebungen gegeben hat – eine Kraft, die uns vom Weg der Erlösung, der über das Kreuz führt, abbringen will?

Die nächste Frage ist dann: Kann die Methode unabhängig von diesem Hintergrund angewendet werden? Die Antwort darauf ist ein klares Nein, denn die Methode wurde auf das auf diesem Hintergrund basierende Verständnis von Krankheit maßgeschneidert aufgebaut – und dieses Verständnis ist höchst eigenwilliger Natur. Auch kann die Wirkung nur auf diesem Hintergrund gesehen werden, da die Essenzgewinnung vollständig auf der nicht-materiellen Ebene geschieht und die Idee mit der Seele der Pflanze auch nur in diesen Hintergrund passt. Lässt man dieses Gedankengebäude im Hintergrund weg, bleibt von den „Medikamenten" nichts mehr übrig außer Wasser und Alkohol. Wie Frau Scheffer in ihrem Hauptwerk („Praxis der Original Bach-Blütentherapie") auch bestätigt, braucht es eine *„bejahende Einstellung"* – eine gewisse Erwartungshaltung, und ich füge noch hinzu: den Glauben und das Vertrauen in die Essenzen. Dadurch wird die Bach-Blüten-Philosophie zum notwendigen Aufhängepunkt und Halt für die Seele des Hilfesuchenden und somit zur Religion.

Diese seelisch-psychische Abhängigkeit, die durch Bach-Blüten z. T. entstehen kann, wird besonders deutlich bei den „Rescue-Tropfen", dem Ausnahmepräparat der Bach-Blütentherapie, da dieses Mittel als einziges als schon fertig gemischtes Kombinationspräparat zu kaufen ist. Dieses Mittel wird so ziemlich gegen alles eingesetzt, was die Psyche des Menschen akut aus der Bahn werfen könnte. Deshalb auch der Name „Notfalltropfen". Die Wirkung soll innerhalb weniger Sekunden eintreten, so die überzeugten Bach-Blüten-Anhänger.

Bedenklich ist hier in der Tat, wie sehr sich viele Leute davon abhängig machen und zum Teil völlig panisch reagieren, wenn sie in einer entsprechenden Situation mal keine Tropfen zur Hand haben. Warum die Tropfen dennoch auch häufig in christlichen Kreisen kursieren, kann ich mir nur aus folgenden Gründen erklären: Zum einen glaubt man, ein natürliches, pflanzliches Mittel ohne Nebenwirkungen in der Hand zu haben, und zum anderen spricht Bach ja auch häufig von Gott und Christus, nur haben erst wenige einmal näher nachgeschaut, was Bach darunter versteht. Erschreckenderweise wird einem ja sogar in manchen kirchlichen Blättern zu diesem Mittelchen als sanfter Alternative zur Schulmedizin geraten – meines Erachtens vollkommen unqualifiziert und in unverantwortlicher Weise!

Biofeedback

Das Biofeedback arbeitet mit der bewussten Entspannung des Patienten, die er sofort und selbständig am Bildschirm überprüfen und somit besser erlernen und kontrollieren kann. Dabei können durch elektronische Sensoren Atmung, Blutdruck, Herzfrequenz, Muskelspannung, Körpertemperatur, Durchblutung und Hirnströme gemessen werden. Diese Daten werden dann in optische Signale am Bildschirm oder akustische Signale umgesetzt. Auf diese Weise können z. B.

der Atemrhythmus, die Muskelspannung an der Stirn und der Kaumuskulatur oder Nackenmuskulatur etc., oder auch der Hautwiderstand sicht- und hörbar gemacht werden. Am Bildschirm kann der Patient die Spannung als Kurvenlinie sehen und bei einer Veränderung des Kurvenablaufs dieses sofort registrieren und wieder bewusst entspannend eingreifen. Dadurch wird er besser auf Anspannungs- bzw. Entspannungszustände sensibilisiert und lernt so, wie entsprechende Körperreaktionen normalerweise unwillkürlich und unbewusst ablaufen, wie er aber willentlich dabei eingreifen und zum Besseren verändern kann. Dies hilft ihm, im Alltag mit Spannungen umzugehen, und kann deshalb wunderbar bei Beschwerden wie Spannungskopfschmerz, Migräne, Schlafstörungen, Nervosität und Angstzuständen eingesetzt werden. Auch die von ihm erlernte Fähigkeit zur Entspannung kann sich bei regelmäßiger Durchführung bei Bluthochdruck, Asthma und Herz-Kreislauf-Störungen positiv auswirken.

Richtig von einem Therapeuten eingeführt ist das Biofeedback also eine wissenschaftlich einwandfrei nachweisbare Methode, die sich gerade für Beschwerden durch Anspannung und Stress sehr bewährt. Jedoch sollte man auch hier sich vorher den Therapeuten etwas genauer ansehen, bzw. die Art der die Entspannung herbeiführenden Methode genauer mit ihm erörtern, denn auch hier gibt es natürlich gewaltige Unterschiede und so wird z. T. auch mit den Chakren oder mit Kundalini-Energie gearbeitet, die aus dem indischen System stammen (s. auch weitere Entspannungsmethoden).

Cranio-Sacral-Therapie

Was so geheimnisvoll und „heilig" klingt durch das Wort sacral, ist nichts anderes als eine aus der Osteopathie stammende Variante der Manuellen Therapieformen. Abgeleitet wird der Name aus den Worten „Cranius" (= Schädel) und

(Os) Sacrum (= Kreuzbein), und um diese Partie des Körpers geht es bei dieser Therapieform vor allem. Dem amerikanischen Osteopathen William G. Sutherland (1873-1954) zufolge, der diese Therapieform in der ersten Hälfte des 20. Jahrhunderts entwickelte, sind die einzelnen Knochenplatten des Schädels nicht – wie allgemein angenommen – fest miteinander verbunden, sondern es bleibt noch eine kleine Restelastizität aus der Kinderzeit übrig, bei der es sich um nur wenige Millimeter Verschiebbarkeit handelt. Die andere Grundvoraussetzung der Cranio-Sacral-Therapie ist, dass die Hirnhäute, die das Hirn und Rückenmark umhüllen, ja bis hinunter zum Sacrum gehen. Zwischen diesen Häuten und dem zu schützenden Hirn und Rückenmark fließt das Liquor (= Hirnwasser), das zur Ernährung und als Stoßdämpfer dieser Strukturen seine Schutzfunktion einnimmt. Nun steht dieses Wasser nicht still, sondern nimmt, ähnlich wie beim Herzblut, 6 -12-mal in der Minute zu und ab. Und genau diesen Rhythmus bzw. Störungen dieses Rhythmusses und Fließbehinderungen versuchen die CS-Therapeuten zu erspüren, indem sie feinste Drehbewegungen an der Wirbelsäule und am Kreuzbein erzeugen. Sind die Verbindungen der Schädelknochenplatten nicht mehr elastisch zueinander, durch Verhärtungen des Bindegewebes oder durch Traumata, so gibt es durch eine Liquorstauung einen Überdruck, der zu den Nerven übergreift. Solche „Blockierungen" können recht vielschichtige Folgen haben. Und genau hier greift die CS-Therapie an. Sie will die Blockade in der Pendelbewegung lösen, die Körpergewebe entspannen, dabei noch die Durchblutung verbessern und die entstandenen Beschwerden beheben.

Es gibt heute noch eine weiterentwickelte Variante der CS-Therapie, die Cranio-Sacrale-Integration: Sie will, im Gegensatz zu dem rein körperlichen Ansatz der CS-Therapie, den Menschen als Ganzen behandeln (daher „Integration") und somit auch seelische Aspekte miteinbeziehen. Dazu wird entweder in längeren Gesprächen die persönliche Lebensgeschichte des Patienten betrachtet und interpretiert oder es werden sogenannte „Rückführungen" gemacht, was ebenfalls

Rückschauen auf die persönliche Lebensgeschichte sind, aber auch die Rückschau auf angeblich frühere Leben (Reinkarnationen) beinhalten. Da solche Rückführungen eindeutig dem Bereich der Esoterik zuzuordnen sind und mit unserem christlichen Welt- und Menschenbild nicht im Geringsten vereinbar sind, kann ich dazu nur sagen: Finger weg davon! Etwas anders sieht es bei erstgenannten Therapie-Gesprächen aus: Generell ist dagegen nichts einzuwenden, aber seien Sie sich bewusst, dass Sie sich und Ihre Seele dem Therapeuten sehr weit öffnen. Schauen Sie sich ihn also zuvor genau an, denn bei nicht wenigen hat die Esoterik schon Einzug gehalten.

Edelstein-Therapie

Schon seit alters her faszinieren die geheimnisvolle Leuchtkraft und Farben von Edelsteinen. So wurden sie schon von jeher gesammelt und als magische oder okkulte Objekte verwandt und es wurden ihnen bestimmte Kräfte zugeschrieben. In heutiger Zeit erlebt die Therapie mit Edelsteinen wieder einen starken Aufschwung. Dabei werden die Steine meist äußerlich am Körper getragen oder angewendet, es gibt aber auch die Möglichkeit, die Steine homöopathisch aufbereitet innerlich einzunehmen oder wie bei den Bach-Blüten so, dass man den Stein in Wasser gelegt an die Sonne stellt und diese „Essenz" danach tröpfchenweise einnimmt. Die Wirkung der Steine soll von ihren Schwingungen ausgehen, sowohl von den von ihrer Farbe ausgehenden als auch deren „Eigenschwingungen". Es wird von modernen Befürwortern über elektromagnetische Schwingungen und energetische Felder, die von den Materialien ausgehen, diskutiert, aber nachgewiesen konnten diese bis dato nicht werden. Der größere Teil der Befürworter geht jedoch von einer anderen Art der Schwingungen aus. So sollen Edelsteine laut Barbara Scholz, einer der bekanntesten deutschen Edelstein-Therapeutinnen, aus Schwingungen bestehen und sozusagen „gebündelter Geist" sein und deshalb auch auf den Menschen auf geistiger Ebene wirken. Nach ihrer Version können diese Steine sich auch wirklich mitteilen und werden von ihr als „Engel" und „geistige Führer" bezeichnet. Man solle den Steinen vertrauen und sie lieben, damit sie sich einem in ihrem ganzen Wesen offenbaren können und so effektiver wirken können – eine Wirkung sei aber nicht vom Glaube abhängig. Es werden jedem Stein bestimmte (Charakter)Eigenschaften zugeschrieben, die er als „reine" und „gute" Schwingung dann auf den Menschen überträgt. Als Beweis dafür, dass die Wirkung nicht vom Glauben abhängig ist und Steine tatsächlich zu uns sprechen würden, bringt sie in ihrem Buch die Geschichte von einem Mädchen, das von ihren Eltern zur Behandlung gebracht wurde, aber selbst nicht daran glaubte. Hinterher habe das Kind voller Bewunderung erzählt, der Stein habe während der Behandlung zu ihr gesprochen und gesagt: „Es wirkt, es wirkt, es wirkt."

Eine weitere, große Gruppe von Befürwortern der Edelsteintherapie, unter ihnen Katrina Raphaell (auch eine der bekanntesten Kristall-Therapeutinnen), gehen davon aus, dass die Steine im Laufe ihres Lebens „Erfahrungen gesammelt und gespeichert" haben – die Theorien gehen sogar z. T. so weit, dass die Steine von Wesen aus dem Weltraum vor langer Zeit schon „programmiert" worden seien, um ihr Wissen heute an uns weitergeben zu können. Andere wollen die Steine mit ihrer kosmischen Energie programmieren können und durch die Steine diese dann weitergeben können. Oder es fließt ganz einfach kosmische Energie durch die Steine auf den Menschen hindurch. Anhand von Oberflächenveränderungen könne man den „Therapieerfolg" bemessen: So soll z. B. eine klare Leuchtkraft des Steins nach der Behandlung eine Besserung der Krankheit, Erkenntnis, Zuversicht bei Problemen, Verstärkung von Optimismus, Aktivität und Kreativität anzeigen. Verbesserter Glanz deutet auf Harmonie, Entfaltung der Persönlichkeit, absolute Belastbarkeit, Glück, Zufriedenheit hin; eine Trübung steht für eine starke Beanspruchung des Steins, Aufnahme negativer Energie, auch fehlende Entladung. Ist die Oberfläche porös, so soll der Stein ausschließlich negative Energie aufgenommen haben, er hatte zu wenig Ruhe. Bricht er, so wird das dahingehend interpretiert, dass er einfach keine weiteren negativen Energien mehr aufnehmen konnte. Die Steine sollen also negative Energien, Schwingungen aufnehmen und positive abgeben und so wieder für Harmonie sorgen.

Nun können aber nach dem heutigen Stand der Wissenschaft Steine zwar bei Druck und Temperaturwechsel elektrische Eigenschaften entwickeln (Piezoelektrik) oder bei Anlegen von Strom in Schwingung geraten (Bsp. Ultraschall) und auch das Licht brechen oder seine Polarität ändern; Kristalle können jedoch keine elektromagnetischen Schwingungen empfangen, speichern und/oder abgeben. Auch der ansonsten fast allem so positiv gegenüberstehende „Leitfaden Naturheilkunde" des Gustav Fischer Verlages bringt bei der Edelsteintherapie in hervorgehobener Form folgenden Kommentar: *„Insgesamt wird die Edelstein-Therapie von ihren Kritikern eher der Placebo-Therapie im Rahmen von religiös-mystischen Wirksamkeitsüberzeugungen zugeordnet. Nachweise der Wirkungen fehlen bislang."*[30] Ich empfinde es als eine recht interessante Tatsache, dass dieses ansonsten so neutral formulierte Buch diese Methode sogar dem religiös-mystischen Bereich zuordnet. Vertieft man sich in die „Regeln" dieser Therapie, stößt man auch tatsächlich weiter vor in die Astrologie und den Buddhismus. Die Steine sind nämlich gemäß den Charakteren, die ihnen zugesprochen wurden, den verschiedenen Tierkreiszeichen und Planeten entsprechend zugeordnet. Genauso erfolgt eine Zuordnung zu den sieben Chakren (den sieben Energiezentren des Körpers, s. Yoga), an denen sie angeblich eine ganz besonders gute Wirkung erzielen sollen, da sie auf diese Stellen gelegt die energetischen Kanäle öffnen und so die positive Information in den Patienten hineinfließen lassen können sollen. Gängige Vorgabe ist es auch, dass man, um ein guter Edelstein-Therapeut sein zu können, mediale Fähigkeiten braucht, da man ohne eine Verbindung zur kosmischen Kraft ja auch diese Energie nicht weitergeben könne.

Sie sehen, auch hier sind wir wieder einmal mitten drin in einer esoterischen Welt. Hat man nun die Auswahl der möglichen Steine durch diese Zuordnungen eingegrenzt, so wird zur Selbstbehandlung auch gerne zur sogenannten Spontanwahl geraten. Hier nimmt man entsprechende Steine nacheinander in die Hand und wartet auf ihre „Antwort". Geeignete Steine sollen schnell warm werden und eine spürbar positive persönliche Ausstrahlung auf die Person haben. Man soll Impulse des Steins als eine Verbindung oder gar als ein sanftes Pochen fühlen. Dann wäre dieser Stein ein geeigneter Heilstein für diese Person und könne positiv auf sie wirken, so die Fachliteratur. Bleibt ein Stein in der Hand kalt, so soll dieser ungeeignet sein. Für Indikationen der Edelstein-Therapie gibt es keine Grenzen – es ist sozusagen gegen jede Krankheit ein Stein gewachsen. Nach jeder Anwendung muss der Stein in Wasser (am besten Quellwasser) „gereinigt" oder auch „entladen" werden und danach wieder „aufgeladen", indem man ihn nach altem schamanistischen Brauch in die Sonne legt oder auch in ein Häuflein von Bergkristallen. Bei Steinen, die in Esoterik-Läden feilgeboten werden, muss man zumindest damit rechnen, dass sie magisch vorbehandelt und besprochen wurden.

Ich denke, beim Durchlesen dieser Instruktionen wird einem ganz schnell klar, dass diese Methode tief im Okkultismus gründet und zu verhängnisvollen Bindungen führen kann. Schon allein, dass man einen Stein lieben und ihm vertrauen soll – ihn als geistigen Führer akzeptieren soll, ist doch für uns indiskutabel. Gottes Standpunkt zur Astrologie und Abhängigkeit von den Elementarmächten ist in der Bibel auch sehr klar zu sehen. Dies ist auch ein Phänomen, das ich, wäre der ganze andere Hintergrund nicht vorhanden, trotz allem für sehr bedenklich halten würde. Denn ich bin einfach schon zu vielen Leuten begegnet, die tatsächlich abhängig von „ihrem Stein" waren, die sich wirklich mit ihrer Persönlichkeit an diesem Stein festmachten, sich an ihn klammerten und ihr Glück und ihre Ausgeglichenheit davon abhängig machten. Ohne diesen fielen sie in starke Depressionen. Dies ist doch dann keine Heilung mehr, sondern eine reine Krankheitsverschiebung ... – und eine Verschiebung des Blickwinkels und der Prioritäten. Der Stein nimmt in solch einem Leben die Stellung ein, die eigentlich nur einem gebührt – unserem Gott.

Für eine ganz üble Spielart der Edelstein-Therapie halte ich die sogenannten Buddhabändchen – oder auch Power bracelets genannt –, die hierzulande als letzter Modeschrei gelten. Dies sind diese Stein- bzw. Perlen-Armbändchen, die es zur Zeit überall zu kaufen gibt. Hier stehen bestimmte Steine und Farben für bestimmte wünschenswerte Zustände wie Gesundheit, Erfolg, Reichtum, ... Das Tragen dieser Armbänder soll durch die göttlichen Kräfte Buddhas den jeweiligen Zustand herbeiführen, für den diese Perlen stehen. Sie entstammen den buddhistischen Gebetsarmbändchen und werden nach Tradition mit bestimmten Formeln besprochen, um ihre Wirksamkeit zu entfalten und ihre göttlichen/kosmischen Kräfte freizusetzen. Überhaupt gehören diese Armbänder für mich in den Bereich der magischen Gegenstände der Talismane und Amulette, und wir als Christen sollten doch eigentlich der Welt zeigen, dass unsere Hoffnung woanders liegt. Mir ist auch gehäuft in der Seelsorge aufgefallen, dass wir Seelsorger oft eine gewisse Blockiertheit in unserer „Leitung" zu Gott erfuhren, die wieder aufgehoben war, nachdem die bei uns Rat und Gebet Suchenden solche Bänder abgelegt und sich auch geistlich von ihnen getrennt hatten. Dies ist für mich zumindest ein sehr deutliches Zeichen, was ich von diesem „harmlosen Modegag", wie er von vielen Christen, die diese Bänder gerne tragen, bezeichnet wird, halten soll.

Eigenbluttherapie

Bei der Eigenbluttherapie handelt es sich um eine Reiztherapie, bei der mit einer Spritze Blut aus der Vene des Patienten entnommen wird, das dann entweder unbehandelt oder speziell aufbereitet dem Patienten wieder gespritzt wird, entweder in die Muskulatur (normalerweise den Gesäßmuskel) aber auch nur unter die Haut, wenn allergische Reaktionen zu erwarten sind. Die Idee hinter dieser Methode ist, dass es bei jeder Krankheit wichtig ist, dass der Organismus auch Selbstheilungsvorgänge in Gang setzt. Um diese Vorgänge in Gang zu setzen oder zu verstärken, kann man dem Organismus durch eine gezielte Reiztherapie „Beine machen". Dabei gilt die auch noch heute gültige Arndt-Schulzsche Regel, dass schwache Reize die Selbstheilungsvorgänge anfachen, mittelstarke sie hemmen und sehr starke sie aufheben. Die Wirkung dieser Therapieform zielt vor allem auf das Vegetativum und das Immunsystem ab, was wissenschaftlich auch durch zahlreiche Untersuchungen als bestätigt gilt. Die Reizsetzung auf unsere Regulationssysteme aktiviert diese und führt infolgedessen zu einer wahren Kaskade von Gegenantworten in unserem Körper. Dieses Prinzip nennt man auch „vegetative Gesamtumschaltung".

Doch warum sollte unser eigenes Blut reinjiziert diese Reizsetzung bewirken – ist es doch ein unserem Körper eigener Stoff? Ja, das sollte man eigentlich meinen. Hier gilt: Das Blut ist (neben anderen Funktionen) in unserem Körper Träger für Nährstoffe, Ausscheidungsprodukte, Enzyme, Transmitter, Resttoxine und Antikörper. Gelangt dieses Blut nun durch eine Injektion in seiner Ganzheit (mit diesen „Transportpartikeln") ins Gewebe, so wird es als Fremdstoff angesehen und zum pathogenen Reiz, so dass der Körper mit Abwehrmaßnahmen reagiert. Das Immunsystem wird also angeheizt. Genauso macht man sich z.B. bei Allergien die Bildung von Antikörpern gegen die Antikörper zunutze, die dann die ursprünglichen allergenen Antikörper blockieren, was bewirkt, dass so die allergischen Reaktionen nicht ausgelöst werden und die immer wieder neue Produktion der primären allergenen Antikörper gestoppt wird. Als Ergebnis wird hier also eine Situation bewirkt, in der aktivierte Abwehrkräfte die Selbstheilungsfähigkeit des Organismus wiederherstellen. Dies bedeutet harte Arbeit für den

Organismus. Daher kann es bei empfindlichen Patienten nach einer solchen Stimulation zu kurzfristiger Kreislaufschwäche oder Müdigkeit kommen. Bei größeren Mengen injizierten Blutes können außerdem Symptome wie bei einer leichten Grippe in Erscheinung treten, die aber nicht als negativ zu werten sind, da sie eine gewünschte initiale Abwehrreaktion des Organismus bezeichnen, und in der Regel nur von kurzer Dauer sind. Seit Anfang der 30er Jahre des 20. Jahrhunderts, als diese Therapieform aufgekommen ist, wurde die Eigenbluttherapie weiter erforscht und auch durch mehrere Varianten bereichert.

Der Wirkungskreis der Eigenbluttherapie ist wegen seiner umfassenden Wirkung auf das Vegetativum sehr groß. Und obwohl das Verfahren recht blutrünstig klingen mag, steht hinter der Urform und den Varianten mit den Einschränkungen, die für mich bei der Homöopathie (bei homöopathischen Verdünnungen) gelten, wissenschaftliches Arbeiten und Schaffen. Diese Therapieform ist weitestgehend wissenschaftlich erwiesen und erklärbar und ich persönlich wende sie in meiner Praxis mit sehr großem Erfolg an.

Das Enneagramm

Seit das Enneagramm vor einigen Jahren von Amerika her Einzug hielt in Europa, breitet es sich auch hier mehr und mehr aus – und dies vor allem in christlichen Kreisen. Grund dafür ist nicht zuletzt das einschlägige Buch (erschienen im Claudius Verlag, München) des amerikanischen Franziskanerpaters Richard Rohr (geb. 1943) über diese von seinem Landsmann Father Ochs (SJ) wiederentdeckte, angeblich so gut in christlicher Seelsorge anwendbare Typenlehre. Was steckt jedoch hinter dem Enneagramm? Wo kommt dieses uralte und scheinbar so zeitlose Instrument zur Selbsterkenntnisgewinnung her?

Rohr und der amerikanische Jesuitenpater versuchen zwar nur diejenigen Ideen in Theorie umzusetzen, die mit unserem Glauben vereinbar sind, aber je länger ich mich mit dem Enneagramm beschäftigt habe, um so mehr bin ich davon überzeugt, dass das tatsächliche Original (egal von welcher der beiden ursprünglichen Schulen man ausgeht) seine Wurzeln so tief im Okkultismus gründet, dass es unzertrennbar damit verbunden ist.

Das Enneagramm, wie wir es heute kennen, geht auf zwei Personen zurück: George Gurdjieff (1866-1949) und Oscar Ichazo (geb. 1931). George Gurdjieff stieß auf seinen Reisen, in denen er nach übernatürlichen Erfahrungen und höherer Erkenntnis suchte, in Zentralasien auf die sogenannte Sarmoun-Bruderschaft (wobei hier nicht ganz klar ist, ob es sich bei dieser „Begegnung" um ein in der Materie stattfindendes Erlebnis handelt, oder um eine „Seelenreise", da die Orte, die Gurdjieff hier schildert, dem „heiligsten inneren Ort" diverser Hellseher – wie z. B. den Theosophen u. a. – ähneln und in ihrer Symbolik auf das esoterische „kosmische Gesetz der Drei" verweisen. Des Weiteren erinnern die Namen dieser Orte an die „göttliche Essenz" in der Religion Zarathustras.). Hier lernte er die Grundsätze seiner Lehre kennen und bestimmte heilige Tänze, die er später in seine Körperübungen mit einbaute. Als Ursprung des Enneagramms gibt er die Sufi-Bruderschaft an, eine Mystiker-Bruderschaft des Islam. Diese verwendeten das Enneagramm hauptsächlich zur Erlangung der Göttlichkeit durch Numerologie.

Um diese und die nächsten Ausführungen verstehen zu können, müssen wir uns nun mit dem Aufbau des Enneagramms beschäftigen. Es besteht aus einem Kreis, der durch ein gleichschenkliges Dreieck und ein Sechseck in neun verschiedene Endpunkte aufgegliedert ist. Im Islam und um so mehr bei den Sufis spielt die Zahl neun schon immer eine große Rolle (die Welt ist in neun Sphären eingeteilt, in der islamischen Kosmologie ist das Universum aus neun Sphären aufgebaut, es gibt 99 Gottesnamen, 99 Eigenschaften Allahs und die

Gebetsschnur hat 99 Perlen). Damals war man der Ansicht, dass es „nichts jenseits von Neun gibt". Ein Enneagramm hat neun Ecken, in jedem Paar seiner Punkte ist die Neun anwesend (bei horizontaler Einteilung ergibt jedes Paar ein Vielfaches von neun), auch die Quersumme der Zahlen, wenn wir uns die Linienführung des Sechsecks anschauen, ist immer eine Neun. Ebenso wenn man den Zahlenwert der Punkte auf der rechten und linken Seite multipliziert, stößt man in der Quersumme wiederum auf die Neun, und das Produkt der Zahlenwerte der drei durch das Dreieck gebildeten Abschnitte summiert sich ebenso zur Quersumme neun. Die Neun ist also auf jeder Ebene des Enneagramms anwesend. Sie entspricht sozusagen der geistigen Essenz des Enneagramms. Ihre Bedeutung im Sufismus hat sie als Symbol für die Vollendung, das Vollkommene – so übrigens auch im Buddhismus (vgl. 9 x 12 Eigenschaften Buddhas; Gebetsperlen).

Auch die Anordnung der drei Elemente des Enneagramms deuten in ihrer „regelmäßigen Unregelmäßigkeit" auf den Islam hin, der in solcherlei gearteten Mustern das Symbol der „kreativen Kräfte der Einheit" (= Allah) sieht. Der das Enneagramm umgebende Kreis stellt in vielerlei Religionen das Symbol des ganzheitlichen Denkens dar: Als Medizinrad in der indianischen Tradition oder als Mandala bei den Buddhisten. Hier fällt dem geübten Beobachter bei genauerem Betrachten auf, dass das Enneagramm genauso als modernes Mandala angesehen werden kann. Es erfüllt nämlich sämtliche Kennzeichen eines klassischen Mandalas: der alles umschließende Kreis, aus dem sich auch ein Mittelpunkt ergibt, unterschiedliche Kardinalpunkte (hier sind es neun), Achsensymmetrie und nicht zuletzt die Zielvorgabe – das Erlangen tieferer Erkenntnis bzw. einer höheren Bewusstseinsstufe. Bei genauerem Hinsehen ergibt sich im Enneagramm noch eine weitere geometrische Form, nämlich ein Siebeneck (durch die Schnittpunkte des Dreiecks und des Sechsecks). Auch die Zahl Sieben hat in mehreren Religionen und Philosophien eine große Bedeutung. Sie symbolisiert durch ihre Eigenart als periodische Zahl einen dynamischen

Prozess, der beständig von einer zu einer anderen Dimension überwechselt. So treffen wir u. a. auch bei Steiner auf einen siebenjährigen Enwicklungszyklus des Menschen, und in esoterischen Kreisen wird der sogenannte „siebte Schöpfungsstrahl" derjenige, der die Ordnung in der Schöpfung ausdrücken soll (auch dieser wird siebenmal in verschiedene astrologische Bewusstseinszustände aufgeteilt mit der Göttlichkeit als letzter Stufe) und auch hier trifft sich die Zielsetzung mit der des Enneagramms Gurdjieffs: Es sei ein *„dynamisches Ordnungsmodell, mit dem große und kleine Schöpfungen analysiert und verstanden werden können"*[31].

Auch die sieben Chakren (Energiezentren aus der indischen Religion) finden hier ihre Anwendung und werden als sieben verschiedene Bewusstseinszustände gedeutet, den verschiedenen Punkten zugeordnet, die dann durch die Linien der Schnittstellen den jeweiligen Zahlen weiter zugeordnet werden.

Gehen wir weiter zum Dreieck: Gurdjieff ging davon aus, dass der Mensch drei Zentren in sich habe, um mit der sogenannten Lebensenergie umzugehen, von denen jedes eine andere Aufgabe erfülle. Das Dreieck teilt das Enneagramm in drei gleich große Abschnitte ein, die diesen drei Lebensenergiezentren entsprechen und auch entsprechend ihrer Nutz-Charaktere innerhalb des Enneagramms verteilt sind (körperlich-instinktiv, psychisch-emotional, intellektuell-organisatorisch). Auch diese Idee der drei Kräfte ist in verschiedenen Religionen wieder zu finden, so auch in den Veden (s. Ayurveda) und den Vedanta (auch altindische Literatur mit der Lehre der drei Gunas = drei Urkräfte, die durch ihr Einwirken auf die Welt sämtliche Unterschiede erst bedingen). Und natürlich kommt das „Gesetz der Drei", das in etwa dem der Gunas ähnelt, ebenfalls hier zur Wirkung, und wieder einmal ist auch hier die Zielsetzung gleich mit der des Enneagramms: *„die Welt einem höheren Ziel zu öffnen"*[32].

Das Sechseck des Enneagramms erinnert in seiner Linienführung an ein Labyrinth und soll unser Hin und Her des Lebens widerspiegeln, indem wir *„wie eine Katze um den heißen Brei unser höheres Selbst umkreisen und uns so* *langsam seine verschiedenen Aspekte erarbeiten"[33]*. Also auch hier stoßen wir wieder auf die Philosophie der Selbsterlösung durch Reinkarnation (das wurde von Gurdjieff auch explizit so erklärt). Des Weiteren werden dem Enneagramm verschiedene Farben zugeordnet, die die verschiedenen Bewusstseins- und Erkenntnisebenen symbolisieren.

Auch die „kosmisch-astrologische" Zuteilung fehlt hier nicht, da davon ausgegangen wird, dass der Mensch kosmische Dimensionen besitzt und andersherum der Kosmos menschliche. Diese kosmischen Dimensionen werden vor allem in der Lehre durch die Chakren ausgedrückt, und die Einteilung erfolgt daher auch logischerweise parallel zu diesen im Siebeneck und im Dreieck wegen dem Bezug zum „kosmischen Gesetz der Drei". Aber auch die Tierkreiszeichen finden ihre Zuordnung. Für Gurdjieff war das Enneagramm also ein dynamisches System, das die Weiterentwicklung zum Höheren Selbst aufzeigen und unterstützen sollte. Er wie auch Ichazo sammelten einige „Jünger" um sich und gründete zahlreiche Zirkel, in denen das Enneagramm erst nach jahrelanger „Arbeit" an der Erkenntnis ausgewählten Personen zugänglich gemacht wurde. Zu seinen größten Verehrern zählte Baghwan Rajneesh, der berühmte indische Guru. In seinem Gruppenraum in Poona hatte er ein großes Enneagramm hängen, wodurch viele seiner Anhänger darauf aufmerksam wurden, und er benannte sogar einen Staudamm nach Gurdjieff. Das Enneagramm wird laut K. Vollmar („Das Enneagramm, Goldmann Verlag, München 1993), ein Schüler Gurdjieffs, als *„ein kosmisches Symbol für eine höhere Kraft"* angesehen, *„die als Lebens- oder Schöpferkraft in allen Bereichen des Erdenlebens wirkt"[34]*.

Nun aber zu Ichazo, dem bolivianischen Psychologen, und dessen Version des Enneagramms, welches vor allem als Vorlage für unsere heutige westliche Version gilt. Auch seine Orientierung zum Okkultismus hin ist unübersehbar. Schon im Alter von 6 Jahren machte er seine ersten Erfahrungen mit Seelenwanderungen, welche ihn aus der katholischen Kirche austreten ließen, weil er die katholische Lehre über Himmel und Hölle nicht akzeptieren könne, seien dies doch Orte, an denen er nun selbst schon einmal gewesen war und er so mehr darüber wisse als Christus selbst – geschweige denn die Kirche. Später dann vertrat er den Standpunkt, dass die eigentliche Hölle das Leben im eigenen Ego sei. Um sein Bewusstsein weiterzuentwickeln, studierte er 15 Jahre lang orientalische Kampfkunst, Zen, Schamanismus, Yoga, Hypnose, Psychologie und benutzte psychedelisch wirkende Drogen. Auf der Suche nach Erkenntnis schloss er sich esoterischen Gruppen in Bolivien und Argentinien an und bereiste Hong Kong, Indien und Tibet, um sich mit deren esoterischen und mystischen Schulen zu befassen. Während seinen Studien wurde Ichazo auch in die Sufi-Tradition der Arbeit mit dem Enneagramm eingeweiht, wie er später erzählte. Also liegt auch hier die Wurzel im Sufismus mit seinem ganzen System der Numerologie. Auch sind die weiteren Zuordnungen, wie sie bei Gurdjieff auftreten, in dieser Variante des Enneagramms zu finden, des Weiteren noch Zuordnungen, die aus dem I Ging (der chinesischen Wahrsagekunst) stammen. In seiner Arbeit der Weiterentwicklung und Verbreitung des Enneagramms bekam Ichazo, der heute noch lebt, nach seiner Aussage Anweisungen von einem höheren Geistwesen namens „Metatron, der Prinz der Erzengel" und die Mitglieder seiner Gruppen nehmen Kontakt zu niedrigeren Geistern anhand von Meditationen, Mantras und Yoga auf. Er selbst „darf" sich nun Meister nennen, der in Kontakt mit anderen Meistern ist, die bereits gestorbenen eingeschlossen. Seine Schüler erhalten Führung und Hilfe durch einen Geist namens „Green Qu'Tub", der sich diesen offenbart, sobald sie einen entsprechend hohen Level in ihrer Entwicklung erreicht haben.

Es handelt sich hier also um Spiritismus, wie er sich deutlicher nicht präsentieren könnte. Mit Hilfe seines Geistführers erweiterte Ichazo nun das Enneagramm durch die Dimension, die es im Westen so bekannt und beliebt gemacht hat – um die Typenlehre. 1968 gründete Ichazo die erste Arica-Schule in Chile, 1971 in New York, in der viele neuen esoterischen

Therapien ihren Ursprung fanden. Diese gab die Lehre des Enneagramms weiter an das Esalen-Institut in Kalifornien, die diese Lehre vorerst geheimhielt und nur ausgesuchten Eingeweihten weiter vermittelte. Dort lernten es Ende der siebziger Jahre einige Jesuiten kennen, die es dann, allen voran Pater Ochs SJ, in ihre psychologische Arbeit einbezogen und es schnell zu einer therapeutischen Modeerscheinung werden ließen, die dann Ende der achtziger Jahre auch nach Deutschland kam.

Doch zurück zu den 9 Persönlichkeitstypen. Ichazo erstellte kurze Beschreibungen für jeden der neun Persönlichkeitstypen und versah jeden mit einem eigenen Tiersymbol oder „Totem", wie er es ausdrückte, und fügte diese in das Enneagramm-Symbol ein. Einer seiner „Jünger" mit Namen Claudio Naranjo passte dann in einem nächsten Schritt das Enneagramm in sein psychologisches Beiwerk, wie z. B. Freuds Abwehrmechanismus, ein. Was bei genauerer Beobachtung auffällt, ist, dass Ichazo das numerologische System der Sufi auch bei dieser „psychologisierten" Form mit übernommen und beachtet hat, nämlich in den Wegrichtungen der Persönlichkeitsdynamik: So verschlechtert sich eine 1 in Richtung 4 oder andersherum verbessert sie sich in Richtung 7. Dies ist genau auf die innere Dynamik des Sechsecks abgestimmt.

Sehen wir einmal vom geistlichen Hintergrund ab, bleibt rein logisch gesehen die Frage, woher man denn zu wissen glaubt, dass es gerade neun Persönlichkeitstypen gibt – hierzu gibt es keinen wissenschaftlichen Nachweis und warum müssen wir uns gerade an dieses Prinzip der Numerologie halten – und sind es die richtigen Typen, die Ichazo hier beschrieben hat? Natürlich wird sich jeder irgendwo finden, da hier auch viel mit allgemeinen Charaktereigenschaften gearbeitet wird. Aber wenn man in Gruppen einmal die Leute sich selbst und dann durch andere klassifizieren lässt, dann kommen doch recht unterschiedliche Ergebnisse dabei heraus. Und dies kann einige soziale Probleme verursachen. Zum einen hat das Enneagramm einen recht negativen Ansatz, indem man versucht, die immer wieder eintretenden Fehler eines Menschen anhand seiner Typologie zu erklären. Der Mensch wird also in eine Schublade gesteckt. Ich bin nun mal ein Typ 2. Aber verdammt uns das nicht zur Passivität oder, besser gesagt, verleitet uns zur Bequemlichkeit? Anstatt unsere Fehler zu bekennen und sie ans Kreuz zu bringen, erklären wir uns de facto als unschuldig/machtlos, da wir eben dieser Typ sind. Mich erinnert das immer stark an Astrologie, denn auch hier bekommt man oft zu hören: „Ich bin nun eben mal ein Steinbock. Und mein Vater war das auch schon ..." Ich denke, es ist gut, seine Gewohnheiten einmal nüchtern anzuschauen und zu analysieren, aber wir dürfen dabei doch nicht stecken bleiben und resignieren: Gott hat uns die Freiheit geschenkt und uns erlöst! Fallen wir mit dieser Ansicht nicht in ein Marionettentum unseres Persönlichkeitstyps zurück! Aber auch im Umgang mit anderen Menschen liegt im Enneagramm eine ganz große Gefahr: Die Gefahr, mit dieser Klassifizierung eine gewisse Macht und Manipulation über die Mitmenschen auszuüben und sie festzulegen, nur weil wir meinen, über sie und ihre Handlungs- und Reaktionsmuster Bescheid zu wissen – besser als sie selbst – weil wir meinen, in ihnen einen bestimmten Typus erkannt zu haben. Festlegungen – ob eigene oder fremdverschuldete – sind eines der ganz großen Probleme, die immer wieder in der Seelsorge durch die Kraft Jesu neu gebrochen werden müssen, damit die Menschen wieder wirklich frei werden können.

Interessant ist auch, wie versucht wird, das Enneagramm durch religiöses Vokabular dem Glauben anzupassen. So behaupten manche Lehrer, die neun Typen seien die neun Gesichter Gottes oder auch im umgekehrten Sinne die neun Gesichter des Teufels (haben wir denn dieses sufistische Bild der Neun nötig?). Eine weitere Theorie behauptet, dass Jesus Christus alle diese neun Persönlichkeitstypen in sich perfektioniert getragen habe – was dies allerdings mit Perfektion zu tun hat, ist mir schleierhaft, da diesen Typen auch schlechte Eigenschaften zugeordnet werden und doch in der Bibel zu lesen ist, dass er uns in allem gleich war, außer der Sünde (vgl.

Phil 2,7 und 1 Petr 2,22). Diese Aussagen sind wahrscheinlich auf Ichazos Ansicht zurückzuführen, dass wir bei unserer Geburt in unserer, wie er es ausdrückt, „Essenz" oder „wahren Natur" gelebt haben, und dann im Alter von drei oder vier Jahren angefangen haben, Verteidigungsstrategien zu entwickeln, um in unserer sozialen Umgebung bestehen zu können, was sich dann als unser Ego niedergeschlagen habe. Genau dieses Ego sei das wahre Problem, der Satan in unserem Leben, das man in diesen Workshops zu lösen versuche. Indem man das Ego entferne, könne man wieder zu seiner Essenz, seinem wahren Typus zurückkehren, den Ichazo als göttlich ansieht.

So religiös es oft klingt, aber auch hier ist wieder einmal der deutliche Einfluss der Esoterik zu sehen, die uns einen göttlichen Wesenskern glauben machen will. Und hier sollte man sich einmal ganz deutlich die Warnung aus 2 Tim 4,3-4 vor Augen führen: *„Denn es wird eine Zeit kommen, in der man die gesunde Lehre nicht erträgt, sondern sich nach eigenen Wünschen immer neue Lehrer sucht, die den Ohren schmeicheln; und man wird der Wahrheit nicht mehr Gehör schenken, sondern sich Fabeleien zuwenden."* Denn das Gedankengut Ichazos kann man leider doch auch bei vielen „christlichen" Enneagramm-Lehrern heraushören. Auch werden in diversen Enneagramm-Workshops, auch den sogenannten christlichen, Techniken wie Yoga, Zen und Sufi-Meditationen und nicht mit unserem Glauben zu vereinbarende Theorien zum persönlichen Wachstum (wie z. B. NLP/ Positives Denken) weitergegeben.

Einer der Jesuiten-Patres der „ersten Generation" der „Enneagramm-Gemeinde", der anfangs auch sehr begeistert war, sieht die Sache inzwischen auch kritischer. Sein zusammenfassendes Urteil (unter einem längeren Artikel in „New Covenant", einer englischsprachigen christlichen Zeitschrift) lautete folgendermaßen:

„Die Persönlichkeitentheorie des Enneagramms ist im Okkulten verwurzelt. Es gibt keine wissenschaftliche

Untermauerung, die den Anspruch seiner Gültigkeit bestäti-
gen kann. Menschen, die sich intensiver damit beschäftigen,
gehen das Risiko ein, von den zentralen Aspekten des christ-
lichen Glaubens abgelenkt/getrennt zu werden. Gemäß der
Aufforderung des Paulus in 1 Thess 5,20-21 sollten wir,
wenn wir das Enneagramm testen wollen, das Evangelium
Jesu Christi als Maßstab dazu hernehmen; und nicht anders-
herum das Enneagramm, um die Wahrheit des Evangeliums
zu testen. Denn das Enneagramm kann kein ewiges Leben
geben. Jesus Christus unser Herr aber sehr wohl."[35]

Eutonie

Was für manche Ohren nach Euthanasie oder Eurhythmie, auf
jeden Fall nach nichts Gutem klingt, ist eine Form der bewussten Erfahrung des Körpers in seinen Bewegungsabläufen. Die
Technik wurde von der Physiotherapeutin Gerda Alexander
1957 entwickelt. Sie griff dabei auf ihre Erfahrung zurück, dass
eingeschlichene Fehlhaltungen (z. B. buckliges Sitzen) und
schlechte Gewohnheiten in den Bewegungen (wie z. B. Dinge
hochheben, indem man die Schultern mithochzieht) zu
Störungen und Erkrankungen führen können. Ebenso wie im
umgekehrten Sinn ein bewusstes Erleben von Bewegungen,
Haltungen und der Atmung eine Verbesserung körperlicher
Verspannungen und Schmerzen bewirken können. Dafür werden zuerst einmal Muskelverspannungen aufgespürt und
durch korrigierende Übungen abgebaut und wegtrainiert. Ziel
ist es, ein neues Körperbewusstsein zu entwickeln, um
Störungen wahrzunehmen, so dass Fehler sich nicht weiter
einschleifen können. Hierbei stellt man nebenbei auch sehr oft
zum ersten Mal fest, wie sehr auch unsere Gedanken und
Gefühle sich in unserer Körperhaltung widerspiegeln (z. B.
Schultern hochgezogen, Brustbein eingezogen, ...) und wir lernen, besser damit umzugehen. Wenn der Therapeut in Ordnung ist, ist diese Form der Körperarbeit sehr zu empfehlen.

Feng Shui

Feng Shui ist im Grunde ein Teil der Traditionellen Chinesischen Medizin (TCM), wird hier aber gesondert abgehandelt, da Bereiche des Feng Shui weit über das Therapeutische hinausgehen und es sich zudem im Bewusstsein der Menschen mehr und mehr als eigenständiges System herausbildet.

Feng Shui hat in den letzten Jahren hier im Westen eine immer größere Anhängerzahl gewonnen. Es ist die chinesische Kunst, Dinge so anzuordnen, seine Umgebung so zu gestalten, dass sie Harmonie und Glück bringen, innere Balance, Frieden, Wachstum und Gesundheit. Der Begriff stammt von Feng (= Wasser bzw. Wasser, das sich zum Wellenkamm erhebt) und Shui (= Wind bzw. Wind, der bis zu den Berghöhen hinaufweht). Beide Begriffe zusammen stehen sinnbildlich für die Einstellung und das Handeln eines Menschen hinsichtlich seines Erfolges. Es soll gelernt werden, die Dinge um sich herum so zu arrangieren, dass Mensch (gemeint ist hier der menschliche Verstand und Geist. Dieser muss sich nach dem Taoismus mit Himmel, Erde und Materie verbinden, um Harmonie und ein Gleichgewicht zu erreichen. Dafür müssen alle Kräfte der Natur gleichmäßig fließen), die Umgebung/Erde/Materie (sichtbare und unsichtbare Gegebenheiten auf der Erde – auch Elemente des Übernatürlichen) und Geist/Himmel (umfasst Götter, Geister und Sterne sowohl im astrologischen als auch im mythologischen Sinne; außerdem sämtliche Dimensionen von Zeit und sichtbare und unsichtbare Kräfte und Gewalten des Kosmos) ein harmonisches Ganzes bilden durch die Kraft des „Großen Einen" (Taiji/Tai Qi), und dies alles in der Hoffnung, dass dann das Qi (die Lebenskraft) in allen lebenden und nicht lebenden Dingen fließen werde und gute glückhafte Ereignisse hervorrufen werde, wohingegen eine Blockade des Qi Übel und Unglück bewirken würden. Qi hat keine Form – es manifestiert sich in allen Dingen des Universums, den sichtbaren und den unsichtbaren. Feng Shui geht dabei davon aus, dass bestimmte Arrangements die geheimnisvollen Kräfte des Himmels beeinflussen können und diese dann mit den irdischen Menschen oder Dingen in glückversprechender Weise zusammenwirken. Im alten China glaubte man, im Taiji den Ursprung des Universums gefunden zu haben, in welchem Yin und Yang enthalten sind, die wiederum die Quelle des Qi bilden. Somit ist das Feng Shui ein *„kosmologisches Konzept, das auf der Philosophie des Taoismus und ihrer Vorstellung von Mensch und Universum basiert.“*[36]

Feng Shui hat gemeinsame Wurzeln mit der chinesischen Astrologie und der Wahrsagekunst (Yijing oder auch I Ging genannt) und entwickelte sich mit ihnen gemeinsam. So ist auch im traditionellen China jeder Feng-Shui-Spezialist gleichzeitig ein ausgebildeter Astrologe und Experte der Wahrsagekunst nach dem I Ging. Ist er dies nicht, so könnte das für den Ratsuchenden zur Folge haben, dass ein schlechtes Karma (s. Bach-Blüten) auf ihn gelegt würde. Die erste Aufgabe des Feng Shui ist es herauszufinden, wo das Zentrum des Qi sitzt (überall, auch in einem Wohnraum gibt es Zentren des Qi – Orte, wo es besonders dicht ist), welches seine eigenen Ausrichtungen, individuelle Eigenschaften sowie gute und schlechte Vernetzungen besitzt. Dieses Qi will aufmerksam geschützt und gepflegt werden wie das Qi eines Lebewesens und kann durch Dinge positiv beeinflusst und in positiven Fluss gebracht werden.

Wie überall in der chinesischen Denkweise, darf auch beim Feng Shui das Yin-Yang-Prinzip nicht fehlen, das ja mit ein Herzstück des Taoismus darstellt. Yin bezieht sich hier auf die ruhigen, inaktiven Teile eines Zimmers, während Yang für die aktiven Teile steht, in denen potentiell Bewegung stattfindet. Dies spielt eine Rolle bei der Einrichtung: Je nach dem Zweck eines Möbelstücks wird es platziert – z. B. stellt man ein Bett auf die Yin-Seite. Auch den „Fünf Elementen“, denen der Taoismus ja alle Dinge des Universums jeweils zuordnet, begegnet man hier wieder. Der Sinn hier ist es, da die Dinge

sich ja ergänzen oder im Widerspruch zueinander stehen können, sie so anzuordnen, dass sie sich anhand des Elemente-
Prinzips entweder ergänzen und harmonisieren, ausgleichend
unterstützen oder neutralisieren, und so sollen sie auf das
Befinden desjenigen wirken, der sich in diesem Raum aufhält.

Die vier Himmelsrichtungen spielten für die Chinesen als
Agrarvolk schon immer eine große Rolle, da aus ihnen die
Gewalten und Geschehnisse der Natur kommen. Ihnen
wurde im Laufe der Jahrhunderte noch ein ganzer Überbau an
Mythen und Volkserzählungen hinzugefügt, so dass daraus
die „Vier Tiere des Himmels" entstanden. So steht für den
Norden der „Dunkle Krieger", der auch als Gott des Winters
gilt und Yin repräsentiert. Um ihn nicht einzulassen, soll sich
im Feng Shui keine Öffnung jeglicher Art in einer Nordwand
befinden oder es werden sogar künstliche Hügel errichtet als
Barrikade gegen schlechte Einflüsse aus dieser Richtung. Und
so wird weiter dem Süden der „Phönix" zugeordnet (Sommer,
Feuer – alle wichtigen Gebäude und Türen weisen im Feng
Shui nach Süden), dem Osten der „Grüne Drache" (Frühjahr,
Glück, majestätisch) und dem Westen der „Weiße Tiger"
(Frühling; Yin; ein treuer Diener Buddhas, der böse Geister
abwehrt). Ihm wird nachgesagt, dass er sich mit Wasser
ergänzt, deswegen sind in den chinesischen Gärten die
Flüsschen im Westen – dort sollen sie dann in dieser Synthese
für Reichtum und Wachstum sorgen. Auch im modernen Feng
Shui bedeutet Wasser im Westen (eines Raumes) Geld und
Reichtum, Fruchtbarkeit und Liebe. Eine weitere wichtige
Komponente des Feng Shui bilden die Neun Sterne. Gemeint
ist damit der Große Wagen (7 Sterne, die auf den Nordstern –
im Chinesischen den Thron des „Dunklen Kriegers" hinwei-
sen) mit zwei virtuellen Sternen allgemein als „Stern-Geister"
bekannt, die die beiden Hauptaspekte des I Ging-Orakels verkörpern, die jeweils gute oder schlechte Vorzeichen sind. Den
sieben sichtbaren Sternen werden Nummern und Namen
zugeordnet. 1. Leben und Wachstum; 2. Himmlische Heilung;
3. Katastrophe; 4. Sechs Konflikte; 5. Fünf Geister; 6.
Kontinuität; 7. Tod; die beiden Stern-Geister werden als rech-

ter bzw. linker Assistent bezeichnet. Den Neun Sternen werden gemäß ihren Namen bestimmte Eigenschaften zugeordnet, die gleichzeitig auch positive und negative räumliche Dimensionen verkörpern. Sie sind somit fürs Feng Shui grundlegend für die Raumanalyse, denn man nimmt dort das Sternenbild und legt es wie eine Schablone über die Raumskizze und kann daraus ersehen wo welcher „Sternencharakter" vorherrscht. Nehmen wir als Beispiel die „Fünf Geister": dieser Ort wird als problematisch angesehen (dem negativen zugeordnet). Hier würde kein Chinese ein Schlafzimmer oder Zimmer, das einen Mittelpunkt sozialer Begebenheiten darstellt, einrichten. Ist jemand jedoch in der Lage, die „Fünf Geister" zu manipulieren, so kann er in diesem Raum, sofern er nicht auf Frieden oder Ruhe aus ist, einen Kontrahenten, unter Umständen in eine unterlegene Position, bringen. Ein anderes krasses Beispiel ist der „Tod". Hier würde ein Chinese nicht einmal das Körbchen seines Haustieres unterbringen.

An Orten mit angeblich üblen Einflüssen stellen Feng-Shui-Anhänger gerne Spiegel auf (diese sollen die Kraft haben das Bild „spiegelnd zurückzuwerfen", also das Schlechte abzuwehren oder auch „zu verstärken", also das Gute zu fördern). Bilder und Skulpturen religiöser Art (sie sollen das Böse vertreiben) oder Landschaftsdarstellungen (warme Farben für die Nordwand, oder mit Wasser darauf), Fu-Hunde, Tiger oder Löwen als Wächter an Eingängen, und in unfreundlichen Teilen des Hauses auch religiöse Texte (egal welchen Glaubens) werden aufgehängt zur Abwehr böser Einflüsse. Des Weiteren behilft man sich mit dem Aufhängen von Talismanen aus Münzen oder Jade oder auch taoistischen Schriftzeichen-Talismanen mit unterschiedlichen beschwörenden Bedeutungen. Gerne wird auch ein sogenanntes „Sieben-Sterne-Schwert" aufgehängt, welches ein alter magisch-kultischer Gegenstand zur Bekämpfung des Bösen darstellt.

Außerdem bedient man sich in der Architektur verschiedener Formgebungen, die die unterschiedlichen Elemente repräsentieren können und über die Elemente- Widerspruchs- bzw. Ergänzungsregel wirken können. Man pflanzt Bäume und Hecken als Schutzschild oder einen Kaktus, der mit seinen Stacheln das Böse vertreibt – er kann aber am falschen Ort nach der Feng-Shui-Theorie auch das gute Qi mit seinen Stacheln schädigen. Zu guter Letzt dürfen natürlich „Baguatafeln" und die allseits bekannten Windspiele nicht vergessen werden, die ja bekanntlich Glück bringen sollen (Des Weiteren sollen durch ihr Läuten böse Kräfte und wandernde Geister vertrieben werden).

Als letztes fundamentales Prinzip des Feng Shui wird das sogenannte „Bagua" angelegt. Dies ist ein System, das aus acht „Trigrammen" besteht: Es besteht aus drei Zeilen, von denen eine Zeile jeweils Yin oder Yang repräsentiert – darum der Name Trigramm. Diese werden in jeder möglichen Kombination miteinander aufgemalt und ergeben so acht verschiedene Kombinationsmöglichkeiten). Die Bagua-Trigramme sind gleichzeitig die Grundbausteine des I Ging-Orakels (der chinesischen Wahrsagekunst), es werden den verschiedenen Mustern jeweils auch Umstände/Eigenschaften zugeordnet wie z. B. Reichtum, Partnerschaft/Liebe, … Im Feng Shui werden außerdem jedem Bagua einer der „Acht Eingänge" bzw. der acht Hauptrichtungen auf dem Kompass zugeordnet. Jedes Trigramm steht daher für eine bestimmte Naturgewalt und hiervon steht wiederum für jedes eines der Elemente. Zusätzlich bezeichnet jedes der Trigramme einen „Nutznießer" (es wird eine Person nach Alter und Geschlecht genannt, z. B. reife Frau oder älteste Tochter, die von diesem bestimmten Eingang profitieren würde). Schließlich werden in dieses ganze System auch noch die Farben zugeordnet, die dann bestimmte Wirkungen erzielen sollen im Zusammenspiel bzw. Widerspruch – wie gehabt.

Wenn man das so liest, klingt das Ganze höchst kompliziert. Um was es letztendlich geht, ist das Qi, das im Fluss ist, richtig zu lenken, um es sich zunutze zu machen und damit Reichtum, Glück, Harmonie und Gesundheit zu erlangen

94

oder Stagnationen zu beheben, bzw. das Sha Qi (das böse bzw. auch falsch fließende Qi) abzuwehren bzw. umzuleiten oder auszuleiten bzw. auch durch Taiji zu vertreiben. Oder auch – meist durch Vergraben diverser magisch-religiöser Gegenstände – irgendwelche Erdgeister zu beruhigen. Dies bezieht sich vor allem auf die Bauplatzsuche, die Architektur und die Innenarchitektur.

Ich habe diese Methode, die ja eigentlich keine Therapie in diesem Sinne darstellt, aber in China genauso zur Gesundheitsvorsorge gezählt wird, deshalb so ausführlich beschrieben (obwohl dies nur das grobe Grundgerüst ist), weil sie im Westen doch auch von Christen als harmlose Spielart der Innenarchitektur angesehen wird. Aber selbst Feng-Shui-Experten, die inzwischen seit Jahren im Westen wohnen und hier Architektur studiert haben, sagen, dass dieses System nicht von seinen Wurzeln der chinesischen Astrologie und „Wahrsagekunst" getrennt werden kann, denn dann würden die ganzen bei uns so schön als „Hilfsmittel" bezeichneten „Glücksbringer" (wie die Chinesen die Abwehr- bzw. Lenk-Gegenstände nennen) sinnlos. Nichts gegen eine verspielte Wohnungseinrichtung mit Grünpflanzen und Zimmer-brunnen – aber wir müssen uns doch nicht nach solchen Regeln ausrichten, die dem Herrn ein „Gräuel" sind. Wir wis-sen doch, dass Jesus Christus durch Seinen Tod und Seine Auferstehung für uns gesiegt hat. Warum dann dem Bösen solch eine Beachtung und Ehre zollen?

Fußreflexzonenmassage

Die Methode der Behandlung der Organe über bestimmte Zonen am Fuß stammt wahrscheinlich ursprünglich aus jahr-tausendealtem indianischen Volkswissen. Man will auf von Archäologen gefundenen Tafeln schon Abbildungen von Füßen, die in Zonen aufgeteilt und mit diversen Organsymbolen bezeichnet sind, entdeckt haben. Der amerikanische Arzt Fitzgerald sammelte 1913 diese teils recht rudimentären Überlieferungen, systematisierte und prüfte sie und ergänzte sie durch seine eigenen über Jahrzehnte erworbenen Erfahrungen.

Die Idee dahinter ist, dass ähnlich wie beim Ohr der gesamte Organismus als „sitzender Mensch" auf dem Fuß repräsentiert wird – dass dort Nervenbahnen enden, die den Fuß mit den jeweiligen Teilen des Organismus verbinden. Um die Zonen besser auffinden zu können, erstellte Fitzgerald ein Körperraster. Er teilte den Körper in zehn Längszonen ein, wobei jede Struktur (Organ, Gewebe oder Gelenk), die von der jeweiligen Zone durchzogen wird, entsprechend in dieser Zone auf dem Fuß behandelt werden könne. Außerdem teilte er den Körper (und den Fuß analog dazu) durch drei Querzonen ein: So finden sich Kopf und Hals im Zehenbereich wieder, Brustkorb und Oberbauch im Mittelfußraum und Bauchraum und Becken im Fußwurzelanteil bis hin zu den Knöcheln.

Zur Diagnosestellung und Behandlung sucht der Therapeut nach besonders schmerzhaften Stellen, nach Hautstruktur- oder Gewebsveränderungen im Fußbereich, außerdem nach der Beschaffenheit der Nägel, der Fußstatik und der Temperatur der Füße. Er unterscheidet dabei in Symptomzonen (die Zonen des Organs, an dem der Patient Beschwerden hat) und Hintergrundzonen (die Zonen, die beim Betasten und Anschauen auffällig waren). Diese Stellen werden dann je nachdem, welcherlei Probleme der Patient hat, mit speziellen Grifftechniken bearbeitet, die vor allem in Intensität und Tempo variieren (je nachdem, ob Anregung oder Sedierung, also Beruhigung gewünscht ist). Dass wohl solche Nervenverbindungskreise existieren, ist nachvollziehbar und wird auch in anderen Bereichen der „Physikalischen Therapie" wie z. B. den Teilbädern und -güssen bei Kneipp genutzt oder auch bei der Bindegewebsmassage und der Behandlung nach den Head'schen Zonen.

Als Diagnosemethode halte ich diese Therapieform jedoch aus Vernunftsgründen für recht fragwürdig, da durch unser heutiges „unsinniges" Schuhwerk diverse Muskelverhärtungen und Aufquellungen an den Füßen bei jedem Menschen zur Genüge aufzufinden sind, die, da es sich um Verspannungen handelt, meist schmerzhaft sind, und man somit wohl kaum ein objektivierbares Bild des Zustandes des Organismus der darunterliegenden Zonen erhalten kann.

Die Massage an sich finde ich eine sehr wohltuende Sache für den Patienten, ob jetzt gezielt als Reflexzonentherapie oder ganz einfach als Spannungsregulierungstherapie angewandt, denn wie gesagt habe ich bis jetzt noch keinen Menschen ohne Verspannungen an den Füßen angetroffen – und auch keinen, der nicht hinterher dankbar für ein komplett anderes Stehgefühl war. Denn auch ohne Nerven kann man damit über die Muskelketten bis hin zum Kopf die Statik, die Anspannung der Muskulatur und damit auch nachfolgend auf die Durchblutung einwirken, was eine weitere Erklärung für die Wirkung auf den gesamten Organismus wäre. Ein weiteres Erklärungsmodell argumentiert auch hier mit dem Gate-control-Mechanismus (s. auch TCM/Akupunktur) den der „Gegenschmerz" am Fuß auslöst.

Wie immer gilt es aber auch hier, offene Augen zu haben, was den Therapeuten angeht. Diese Therapieform erfährt, eben weil von der Esoteriker-Ecke gerne vereinnahmt, gerade deshalb solche Ablehnung von vielen Christen. Aber hier wurde die Esoterik nachträglich aufgepropft.

Geistheilung/„Gesundbeten"

Die Zeiten des grenzenlosen Vertrauens in die Medizin und Wissenschaft sind vorbei, und bei vielen Patienten wächst die bodenlose Enttäuschung und Hoffnungslosigkeit. Ist es da nicht verständlich, dass gerade diese Menschen sich nach etwas Übernatürlichem sehnen und einfach alles versuchen wollen, um geheilt zu werden? Und irgendein Bekannter weiß dann garantiert von jemandem der ... Die Liste der vollbrachten „Wunderheilungen" ist lang und auch in den Medien tauchen in wachsendem Maße solche Berichte auf. Mittlerweile werden sogar schon in ganz normalen Frauenzeitschriften Fernheilungen angeboten. Doch wenn es sich hier tatsächlich um ein übernatürliches Phänomen handelt – mit wessen Kraft wird hier dann geheilt?

Schauen wir uns doch einfach einmal an, welche Vorstellungen ein bekannter Geistheiler, Dr. Anton Stangl, dazu hat (Anton Stangl: Heilen aus geistiger Kraft, © 1984 Econ Verlag Düsseldorf und München): *„Die Menschen haben den Kontakt mit dem sinngebenden Geist und der sinngebenden Kraft verloren ..."*[37] Er vergleicht in seinen Ausführungen den Menschen mit einem Baum, der sich nicht nur über seine Wurzeln ernähre, sondern auch durch die Photosynthese im Chlorophyll der Blätter, und auf diese Weise Kräfte aus der ihn umgebenden Natur aufnehme. Entsprechend würde auch der Mensch über die Atmung das Prana, nach altindischer Lehre die Lebenskraft im Atem, aufnehmen. Indem er diese Lebenskraft nicht weiter differenziert und sie einfach zum *„göttlichen Kraftstrom"* erhebt, ist sie für ihn also die eine und einzige Urenergie, die Harmonie bewirkende, zudem lenkbare Kraft des „Urgeistes", der als *„einziges allumfassendes Bewusstsein im Universum"* praktisch mit Gott gleichgesetzt wird. Da wir Menschen nach Ansicht von Stangl selbst Teil dieses Geistes sind, hätten wir auch Zugriff auf dessen gewaltige Kräfte und könnten sie sogar auf andere Menschen hin weiterleiten. *„Wie wir schon gesehen haben, heilt und kann nur heilen ‚die andere', die große Kraft, der ‚Geist', Urenergie, die alles bewegt und lenkt ..."*[37]

Dies ist eine Formulierung, die mit dem Weltbild der meisten Geistheiler übereinstimmt. Es wird also mit einer kosmischen „Urenergie", einer „göttlichen Kraft" gearbeitet, die mit den

98

Mächten des Buddhismus, Hinduismus und später in demselben Ratgeber mit dem Qi des Taoismus gleichgesetzt wird. Um den religiösen Eintopf noch zu vervollständigen, schreckt er auch nicht davor zurück, den fünften Vers des Psalmes 139 zu zitieren, um seinen undifferenzierten „Urgeist" noch näher zu charakterisieren: *„Von allen Seiten umgibst Du mich und hältst Deine Hand über mir" (Luther-Übersetzung)*.

Müssen wir nicht spätestens hier aufhorchen? Hier wird wieder einmal eine mit vielerlei Religionen vereinte, unpersönliche Urenergie oder Schöpferenergie an die Stelle unseres persönlichen, ewigen Gottes gesetzt. Dieser unser Gott steht über allem. Er ist der Schöpfer aller Dinge und steht über ihnen, wie sollten wir ihn da einfach kurz mal „anzapfen" und lenken wollen? Der Weg zu ihm führt über Jesus Christus. Wollen wir auf einem anderen, selbstherrlichen Weg außer diesem einen in die übernatürliche Domäne vordringen, so werden wir gewiss nicht direkt bei ihm landen, sondern in Kontakt mit anderen geistigen Mächten kommen, mit Dämonen – die uns dort nur zu bereitwillig empfangen. Dr. Stangl beschreibt auch an einer anderen Stelle seines „Ratgebers", dass manche Heiler nicht direkt mit dieser *„großen, der anderen Kraft"* arbeiten, sondern *„jenseits der normalen Erreichbarkeit"* mit einem *„Vermittler, zuweilen auch ‚Geistführer' genannt, einem irgendwie personalen Wesen in einer höheren Daseinsform, das seinerseits auf ihre Bitte hin die erforderlichen Verbindungen von der Heilkraft zum Patienten herstellt"*[38]. Viele der Geistheiler sind der Meinung, dass diese Wesen Engel Gottes sind, aber auch hier gilt die Warnung des Paulus, dass der Teufel zuweilen als Engel des Lichts verkleidet erscheint.

Nun werden sich viele fragen, wie es denn sein kann, dass hier satanische Mächte am Werk sind, da sie dem Menschen doch Gutes antun. Das ist ein großes Ablenkungs- und Blendungsmanöver, das darauf aus ist, unsere Blicke und unser Vertrauen weg von Gott auf eine andere Person oder Kraft zu wenden. Es gibt in diesem Sinne keine schwarze oder weiße Magie. Magie ist Magie und beide haben dieselben Wurzeln. Nur dass die Satanisten, die die schwarze Magie betreiben, offen ihr Fundament zugeben, während über die weiße Magie ein Mäntelchen der Frömmigkeit gedeckt wird. Denn die „Gebete" der Geistheiler sind nichts anderes als Beschwörungsformeln, die ihnen exakt von Geistwesen oder der vorigen Generation vermittelt wurden.

Alle diese Beschwörungen und Handlungen sind Zauberei, und nicht selten werden den christlichen Sakramenten und dem Namen Jesu dadurch augenscheinlich Ehre gezollt, aber bei genauerem Hinsehen pervertiert (vgl.: Dtn 18,10-12a). Auch hier wird zu einem bestimmten Zeitpunkt ein Bund mit dem Teufel eingegangen. In unseren Seelsorgeerfahrungen muss dieser Bund nicht einmal von der Geistheilerperson persönlich geschlossen worden sein, sondern von den Eltern, Großeltern oder auch weitere Generationen zurück, der dann über die Generationen hinweg weitergegeben oder vererbt worden ist (in Form von „Gaben" oder bestimmten „Gebetsformeln", magischen Handlungen und anderem Wissen). Dies ist absolut biblisch, denn dort heißt es in Exodus 20,5-7, dass sowohl Segen als auch Fluch über Generationen hinweg weitergereicht werden. Es kann sein, dass diese Anfangsperson eine große gesundheitliche oder andere Not hatte und durch eine „Engelserscheinung" oder auch eine Erscheinung eines Verstorbenen (was in den Bereich der spiritistischen Phänomene gehört), wie es viele schildern, Hilfe angeboten bekamen. Manche sahen auch einen blutenden Christus als Erscheinung (auch dieses ist ein Bild aus dem Spiritismus, denn der auferstandene Jesus Christus der Bibel blutet nicht mehr – er hat den vollständigen Sieg errungen!). Mit der angebotenen Hilfe kann mitunter die „Gabe mitgeliefert sein", dies auch bei anderen zu tun. Manche mussten dies im Nachhinein auch teuer bezahlen, denn bei Menschen, die in solches verstrickt sind, gibt es statistisch gesehen vermehrt Fehl- und Totgeburten (zu diesem Thema ist es gut, einmal das Märchen vom Rumpelstilzchen mit wachen Sinnen zu lesen, da gibt es unheimlich viele

Parallelen – auch mit dem Namen, dem Erkennen, wer hier der Verhandlungspartner ist, und der Rechnung, die völlig vergessen war, somit gänzlich unverhofft präsentiert wurde und das Leben des Kindes forderte). Häufig haben diese Personen auch eine lange Wartezeit, bevor sie sterben können, obwohl sie es gar zu gerne täten.

Wenn man nun zu solch einem Heiler mit der Bitte um Heilung geht, so wird man automatisch auch Teil dieses Bundes, da man hier von dieser Kraft, die hinter diesen Fähigkeiten steht, etwas abbekommen will, „Ja" zu ihr sagt, geheilt werden will – also sich ihr öffnet, sich mit ihr verbindet. Hier ist es auffällig und interessant, dass die Wirkung der „Behandlung" bei Namens-Christen bedeutend beeindruckender ausfällt, als bei „wiedergeborenen" Christen. Was Langzeitstudien auch erbracht haben ist, dass Menschen, die einmal bei einem Geistheiler waren, in zunehmendem Maße abhängig von diesem wurden. Dies führte häufig zu Folgen wie psychischen Problemen bis hin zu Selbstmord. „Wiedergeborene" Christen scheinen auch hier einen besseren Schutz zu haben – die meisten hatten aber keine Lust mehr in der Bibel zu lesen, keinen „Draht" mehr zum Gebet und zu persönlichen Zeiten mit Gott, bis hin zu Nervosität, Migräne und ähnliche Symptome während Gottesdiensten, die sie besuchten. Bei vielen erkrankten auch die Kinder an unerklärlichen und meist unheilbaren Erkrankungen. Diese wurden dann natürlich auch zum Geistheiler geschleppt … Ein Priester, der in der Seelsorge sehr viel mit dieser Problematik zu tun hat, verglich die Sache so: Hier ist es wie im Psalm 121: „*Ich schaue auf zu den Bergen, woher kommt mir Hilfe?*" Auch die Baalspriester und Priester anderer Götter schauten auf zu den Bergen, hatten ihre Kultstätten dort oben aufgerichtet. Schaue ich also auf und rufe andere Götter an – was bei der Geistheilung ja im Prinzip geschieht –, dann gehe ich immer wieder auf den Berg, falle hinterher wieder ins Tal, gehe wieder auf den Berg, gerate in noch größere Abhängigkeit und somit Unfreiheit – sprich: ich falle tiefer, als ich zuvor schon gefallen war usw. Es ist also ein beständiger Weg abwärts. Wichtig ist nur, dass mir scheinbar immer wieder geholfen wird. Schaue ich aber auf und kann sagen: *„Meine Hilfe kommt vom Herrn, der Himmel und Erde geschaffen hat"* – also von unserem dreieinigen Gott der Bibel, so tritt die körperliche Heilung und Hilfe im Angesicht der Freude und des Friedens (und Trostes), die wir in Gottes Gegenwart empfinden, in den Hintergrund, und wir begeben uns höchstens in die Abhängigkeit von Gott – zu unserem Heil! –, der uns die Freiheit lässt.

Rufen wir aber andere Götter an, wenden unser Vertrauen von Gott ab, so entfernen wir uns von Ihm (was ja die Definition von Sünde ist) und öffnen dem Widersacher Gottes ein „Einfallstor" in unserem Leben. Auch hierzu spricht die Bibel deutliche Worte: *„Wenn in deiner Mitte ein Prophet oder ein Traumseher auftritt und dir ein Zeichen oder Wunder ankündigt, wobei er sagt: Folgen wir anderen Göttern nach, die du bisher nicht kanntest, und verpflichten wir uns, ihnen zu dienen!, und wenn das Zeichen und Wunder, das er dir angekündigt hatte, eintrifft, dann sollst du nicht auf die Worte dieses Propheten oder Traumsehers hören; denn der Herr, euer Gott, prüft euch, um zu erkennen, ob ihr das Volk seid, das den Herrn, seinen Gott, mit ganzem Herzen und mit ganzer Seele liebt. Ihr sollt dem Herrn, eurem Gott, nachfolgen, ihn sollt ihr fürchten, auf seine Gebote sollt ihr achten, auf seine Stimme sollt ihr hören, ihm sollt ihr dienen, an ihm sollt ihr euch festhalten."* (Dtn 13,2-5; vgl. Dtn 18, 2-14).

Warum diese Verbindungen nicht sofort erkennbar sind, liegt in der Tücke des Sachverhaltes, dass eben diese „Gaben" und „Spruchformeln" vererbt oder übertragen wurden, und viele Heiler sich des Hintergrundes gar nicht klar sind, ja sich selbst z. T. wirklich als religiös und christlich einstufen. Das sieht man ja z. B. auch in dem obigen zitierten Abschnitt von Dr. Stangls Buch, der hier sicherlich mit bestem Gewissen den Psalm aus der Bibel zitiert und sich dabei wahrscheinlich selbst als sehr christlich einstufen wird, da er ja an eine

„Gottheit" glaubt – auch wenn es sich hier nur um eine Schöpferenergie handelt und er die Bibelworte somit total verfremdet – pervertiert (aber das tut der Widersacher ja bekanntlich am liebsten). Signifikant war einmal der Fall in der Seelsorge, als ein ehemaliger Geistheiler, der von seiner Verbindung mit der „Gegenseite" nichts wusste, seine „Gabe" verloren hatte, nachdem er dem auferstandenen Jesus Christus der Bibel sein Leben „übergeben" hatte.

Auch die geheimen Fernheilungen, wenn eine Person ein Photo einer anderen Person bei einem Geistheiler abgibt, um dieser anderen Person Hilfe zukommen zu lassen, oder Behandlung über das Telefon sind natürlich erklärbar, wenn wir davon ausgehen, dass es sich hier um dämonisches Wirken und nicht nur um irgendwelche Energieübertragungen handelt. Ein namhafter Geistheiler meinte zu diesem Thema, dass es dabei eine grundsätzliche Offenheit gegenüber den Geistheilern oder Geistern braucht, damit diese aufgrund von Fotos oder über Distanz wirken könnten. Als entschiedene Christen genießen wir also hier einen gewissen Schutz.

Nun klingt das alles recht bedrohlich mit Dämonen und Bindungen – aber wir dürfen uns darauf verlassen, dass Jesus für uns gesiegt hat und durch seinen Tod und seine Auferstehung *„alle Mächte entmachtet"* hat (vgl. Kol 2,14-15). Wenn wir also solch eine Verbindung in unserem Leben hatten, dann bedeutet das noch lange nicht Verdammung, sondern *„wenn wir unsere Sünden bekennen, ist er treu und gerecht,..."* (1 Joh 1,9)

Hildegard-Medizin

Die meisten Leute denken, wenn sie „Hildegard Medizin" hören, wohl nur an Dinkelprodukte in jeglicher Form und das berühmte „Erdbeerverbot". Doch hinter diesem Begriff steht ein ganzheitliches, lebensumfassendes System, das auch nur in seiner Ganzheitlichkeit angewendet wirken kann – so Hildegard von Bingen (1098 - 1179). Obwohl nie von offizieller kirchlicher Stelle heilig gesprochen, wird ihrem Namen doch meist ein „Heilig" zugefügt. Was sie aber sicher war, ist eine weise, mutige und in tiefer Beziehung zu Gott lebende Frau, die aufgrund ihrer prophetischen Gabe, die sie (von Papst Eugen III bestätigt) schon sehr früh (seit dem 5. Lebensjahr) zu haben schien, von den Mächtigen ihrer Zeit – vielen geistlichen und weltlichen Würdenträgern (darunter Kaiser und Päpste) – zu Rate gezogen wurde. Mit acht Jahren wurde sie von ihren Eltern ins Kloster gegeben, wurde Äbtissin und gründete wegen Überfüllung ein zweites Kloster. Sie ging auf Predigtreisen und begann im Alter von 42 Jahren schließlich, ihre Visionen niederzuschreiben. Theologen rechnen sie zu den Vertretern der „prophetischen Mystik". In ihrer Zeit wurde sie auch als „prophetissa teutonica" (= die Deutsche Prophetin) bezeichnet.

Neben ihren theologisch-visionären Werken entstanden außerdem zwei Werke, die sich mit der Heilkunde befassten. Diese Tatsache ist eigentlich weniger erstaunlich, wenn man beachtet, dass zu dieser Zeit die Klöster, sieht man von einigen wenigen Ausnahmen ab, die einzigen Krankenanstalten unterhielten. So war es damals durchaus üblich, dass sowohl Priester als auch Nonnen einen zweiten Beruf als Ärzte ausübten. In ihrem Werk „Physika" (Naturkunde) benennt Hildegard die Heilkräfte, die, in ihrer von ihrer Zeit geprägten Vorstellung, in Pflanzen, Tieren und Mineralien innewohnen. *„In allem, was Gott geschaffen hat, wirken viele Kräfte."* Sie gibt genaue Anweisungen, wie daraus Arzneien herzustellen sind. Ihr zweites Werk „Causae er curae" (Heilkunde) handelt vor allem von ihrem Bild von Gesundheit und Krankwerden. Wie Hildegard zu diesem Wissen kam, darüber wird auch heute noch gestritten. Die einen behaupten, dass sie auch diese Schriften durch Visionen vom Heiligen Geist geschenkt bekam, während die anderen der Überzeugung sind, dass es sich hier um eine Synthese von arabischer (die zu dieser Zeit sehr fortgeschritten war und einige Werke waren damals schon ins Lateinische übersetzt) und griechischer Heilkunst kombiniert mit eigenen Erfahrungen und Naturbeobachtungen handelte. Ihre differenzierten Angaben und Tipps zur Zubereitung der Arzneien lassen darauf schließen, dass sie selbst große Erfahrung im Umgang mit heilkundlichen Materialien hatte. (Wobei eine Kombination von beidem ja auch nicht auszuschließen wäre). Wie auch immer sie zu ihrem Wissen kam: Schulmediziner heute müssen zugeben, dass Hildegard in ihren Schriften ein oft erstaunlich konkretes und schlüssiges Bild von Krankheitsursachen und -verläufen zeichnet, die wir heute mit dem Begriff „psychosoziale Erkrankungen" umschreiben würden. Hildegards Einsichten über psychologische und geistliche Zusammenhänge waren ihrer Zeit und ihrem Bildungsstand weit voraus – in der Tat visionär. So schreibt die naturwissenschaftlich geprägte Professorin Irmgard Müller in ihrem Buch „Die pflanzlichen Heilmittel bei Hildegard von Bingen" (in diesem vergleicht sie die Erklärungen Hildegards mit den modernen Vorstellungen und dem Wissen unserer Zeit), dass *„Hildegard innerhalb der Grenzen ihrer Zeit durchaus vernünftige und sinnvolle symptomatische Therapie getrieben und aufgrund ihrer ganzheitlichen Denkweise eine in sich schlüssige konsequente Krankheitslehre von erstaunlicher Geschlossenheit hervorgebracht hat".[39]*

Schade ist nur, dass die Originalschriften gerade dieser Bücher fehlen. So sind leider weder die Schriften, welche sie selbst verfasst hat, noch die ersten Abschriften davon vorhanden, sondern es liegen lediglich spätere Abschriften aus dem 13. bis 15. Jahrhundert vor. So muss in kriminalistischer Feinarbeit versucht werden herauszufinden, ob es sich um „echte" Hildegard-Medizin handelt oder um „Einfügungen" anderer Herkunft, wie es zu dieser Zeit eigentlich üblich war. So beschäftigte sich z. B. der Medizinhistoriker Professor Schipperges mit einer Abschrift, die 1859 zufällig in Kopenhagen entdeckt wurde. Hier entdeckte der Medizinhistoriker ganze Abschnitte, die vom Kopisten hinzugefügt wurden – also unecht sind. So z. B. das sogenannte „Empfängnis-Lunar" am Schluss dieser Schrift, die bis dahin aus eigentlich vernünftig erscheinenden Vorschriften zur Krankenbehandlung – etwa über die Behandlung von Husten bestand, wo dann plötzlich Überlegungen auftauchen, die darüber handeln, dass man über den Augenblick der Zeugung auf den Charakter dieses Menschen rückschließen könne. So steht dort z. B.: „*Wer im 29. Mond empfangen wird, wird, wenn er ein Knabe ist, einfältig sein, frei von Hinterlist, aber den Menschen liebenswert , ... Wenn es aber eine Frau ist ...*"[40] Dies ist ganz klar nicht aus der Feder Hildegards stammend, so der Medizinhistoriker, da es eindeutig im „*konträren Gegensatz zu allen übrigen Aussagen Hildegards steht*"[40] und so überhaupt nicht zu ihrem klar geprägten christlichen Weltbild passen würde. Aber nach Professor Schipperges darf man nun nicht meinen, dass „*weite Strecken oder die gesamte Textgebung unecht wären*"[40], denn es gibt auch viele Beweisstücke äußere und innere Kriterien betreffend, die für die Autorenschaft Hildegards sprechen. Aber nicht nur damals, auch heute gilt es bei manchem Therapeuten zu unterscheiden, ob dieser die „echte", von christlich religiösem Hintergrund geprägte Hildegard-Medizin anwendet, oder ob er einen Teilbereich herauslöst und diesen in esoterisierter Form anwendet. Womit wir uns nun die verschiedenen Teile der Hildegard-Medizin einmal anschauen müssen.

Wie gesagt, geht es bei Hildegard um eine lebensumfassende Therapie. Krankheit ist für sie ein gestörtes Gleichgewicht der Einheit von Körper und Seele und immer auch die Folge sündhaften Lebens. Also ist bei ihr das „Hauptmittel" zur Heilung auch der Glaube. Ohne ihn bleibe jede Heilkunst erfolglos. Jede Heilung sei das Privileg Gottes. Die Therapie bei Hildegard umfasst zum einen den körperlichen Aspekt und ist hier in drei Stufen aufgebaut:
1. Entgiftung: v. a. durch Fasten und Aderlass u. a.
2. Ernährungs- (und Hygiene)Regeln: die Ernährung bei Hildegard ist zur Kräftigung des Körpers gedacht und ist vor allem einfach, vollwertig und basisch aufgebaut. Dabei wird

sie in ihrer Wirksamkeit durch diverse „Arzneigewürze"
unterstützt. Auch rät Hildegard von einigen Lebensmitteln
ab so z. B. von Erdbeeren, Weizen und Rhabarber. Erstaun-
licherweise sind dies gerade solche Lebensmittel,
die bei genauerem Hinsehen das größte Allergiepotential
haben (gegen genau solche gibt es heute die meisten
Unverträglichkeiten und Allergien) – wobei das zu ihrer
Zeit wahrhaft noch keine Rolle gespielt haben dürfte. Es ist
auch erstaunlich, wie sie in ihren visionären Schriften einige der heutigen Probleme aufgrund von Umweltver-
schmutzung prophetisch vorausgesehen hat – diese spielt ja
auch mit eine Rolle in der zunehmenden Allergisierung der
Menschen). Außerdem sind die bei ihr verbotenen Lebensmittel meist starke Säurebildner, die sich negativ auf den
menschlichen Organismus auswirken und vielfältige
Krankheiten begünstigen oder auch verursachen können
und den Körper verschlacken. Außerdem soll der Mensch
das Maß halten lernen – in allen Dingen, auch bei der
Ernährung.

3. Die dritte Stufe ist die sogenannte „Ordnungstherapie".
Diese befasst sich vor allem mit der Lebensführung. Hier
muss der Patient einmal seinen Alltag und seine Lebensführung ehrlich betrachten und schauen, wo es an
Ausgewogenheit fehlt. Die Ausgewogenheit sollte sich in
seinem ganzen Lebensstil wiederfinden. Gegebenenfalls
muss er schauen, wie er diesen zum Positiven verändern
kann, und neue Prioritäten setzen.

Ausgewogenheit und Maß sind die großen Stichworte in der
Hildegard-Medizin, wobei sie das Maßhalten nicht nur auf
Negatives bezieht. So sagt sie: *Jede Tugend ohne Maß ist ein
Laster."* Näher betrachtet steckt da einiges an Wahrheit
dahinter. So weit kann man noch nichts erkennen, was diese
Methode als christlich ausmachen könnte. Doch bei einer
echten Hildegard-Therapie ist immer ein „Umkehrweg" nötig,
was den jeweiligen Lebensstil ausmacht, aber auch geistlich,
denn auch hier gilt es, sich in drei Stufen Gedanken zu
machen:

1. Über die Beziehung bzw. das Verhältnis: Gott der Schöpfer und ich
2. Über die Beziehung bzw. das Verhältnis: Mensch zu Mensch (ich zu meinen Mitmenschen)
3. Über die Beziehung bzw. das Verhältnis: Mensch (ich) zur Schöpfung

Idealerweise sollen diese Beziehungen nicht nur betrachtet, sondern natürlich auch in die ihnen zugedachte Ordnung gebracht werden. Die Natur solle dem Menschen dienen, beide zusammen Gott. Hier prägt Hildegard auch den schönen Satz: *„Mensch, werde, wer du bist"*, nachdem sie eine Vision über die hohe „Wertigkeit" des Menschen hatte als „Krone" der Schöpfung.

Dies sind Faktoren, die auf dem Weg zur Genesung und natürlich auch danach eingehalten werden sollten. Zusätzlich werden natürlich, je nach Beschwerden, spezifische Arzneien mit zum Teil recht abenteuerlich und skurril klingenden Inhalten vorgeschlagen, wie z. B. Geierschnabel, Dorschleber, Galleblasen von diversen Tieren, aber auch einfache pflanzliche Heilmittel, deren Wirksamkeit inzwischen größtenteils erforscht und nachgewiesen ist, wie z. B. bei der Schafgarbe, aber auch Mineralien und Edelsteine, die sowohl innerlich in „Kekse" eingearbeitet als auch äußerlich angewendet werden.

Bei der äußerlichen Anwendung von Edelsteinen habe ich zugegebener Maßen noch meine Schwierigkeiten, da mir nicht logisch erscheint, wie dabei der jeweilige Wirkstoff in den Körper gelangen soll. Und gerade dieses Gebiet wurde auch am allermeisten von der esoterischen Ecke vereinnahmt und esoterisiert (s. dort). So kann diese Art der Edelsteinanwendungen leider ganz leicht überkippen in eine ungute Art der Anwendung und in eine ungesunde Abhängigkeit. Aber hier verweist Hildegard immer darauf, dass alle Dankbarkeit Gott gebühre und alles Vertrauen in ihn gesetzt gehöre, nicht in die Steine.

Sie sehen, eigentlich kann die Hildegard-Medizin im Sinne der Urheberin (bis auf zu diskutierende Ausnahmen im Bereich der Edelsteine) eine ganz feine Sache sein. Doch leider fehlt bei vielen Therapeuten die zweite, die geistliche Komponente: Der Patient mag zwar seinen Lebensstil umkehren, was ihm sicher auch schon mal recht gut tun mag, aber wenn er es nicht auch auf der geistlichen Ebene tut, ist ja, laut Hildegard (und dies deckt sich mit unseren seelsorgerlichen Erfahrungen), keine echte Heilung möglich. Aber gut tun wird diese Therapie auch in diesem Fall dennoch. Um also einen wirklichen Therapieerfolg zu haben und um sich von esoterisierten Formen abzusetzen, sollten Sie sich auch hier ihren Therapeuten vorher etwas genauer anschauen, denn auch hier wird viel getrieben, was nicht im Sinne Hildegards ist und was in Richtung Astrologie abdriftet.

Homöopathie

Die Homöopathie ist wohl eine der am heißest umkämpften alternativen Heilmethoden. Und bei keiner anderen Methode tue auch ich mich in meiner Beurteilung so schwer wie hier. Aber nach eingehendem Studium der Fachliteratur, Fortbildungskursen für Homöopathie und genauer Betrachtung der Philosophie dahinter habe ich dann doch meine klare Linie für meine Praxis im Alltag gefunden.

Die Homöopathie (abgeleitet aus dem Griechischen: homoion pathos, was übersetzt soviel wie „ähnliche Krankheit" – gemeint ist eine absichtlich ausgelöste Arzneikrankheit – bedeutet) findet ihre Wurzeln schon lange, bevor Samuel Hahnemann (1755-1843) sie quasi ins Leben rief. Der Arzt S. Hahnemann war sprachlich sehr begabt und übersetzte viele Schriften der großen Medizin des Altertums bis hin zu seiner Zeit. Beim Studium dieser Werke stieß er bereits bei Hippokrates und Paracelsus auf formulierte Vermutungen, dass Krankheiten durch Einflüsse entstehen, die dem Wesen der Arznei sehr ähnlich sind, und deshalb Krankheiten auch durch Arzneien kuriert werden könnten, die in ihrem Wesen der Krankheit sehr ähnlich sind – wobei dies in den Schriften mehr als Vermutungen und naturphilosophische Ansichten formuliert war. Hahnemann selbst begann erst wirklich in dieser Richtung weiterzuforschen, nachdem er in seinem berühmten Selbstversuch mit Chinarinde eher zufällig darauf stieß, dass diese Substanz bei ihm genau diejenigen Symptome erzeugte, gegen die sie bei Kranken eingesetzt wurde. Dass er überhaupt dazu kam, diesen Selbstversuch zu machen, kam daher, dass er beim Übersetzen der Arzneimittellehre des englischen Arztes Dr. W. Cullen ins Deutsche über dessen verwirrende Theorien über die Wirkungsweise von eben dieser Chinarinde stolperte, die damals schon eifrig gegen Wechselfieber eingesetzt wurde. Nun wollte er es genau wissen, wie sie eigentlich wirkte und nahm in regelmäßigen Abständen ein Quentchen pulverisierter Chinarinde ein und wurde natürlich krank. Die Symptome dauerten 2-3 Stunden an, bei erneuter Gabe ging alles von vorn los. Hörte er mit der Einnahme auf, war er gesund, so Hahnemann. Da zu Hahnemanns Zeit die medizinischen Behandlungen meist recht „hammermäßige Rosskuren" bedeuteten, in denen Medikamente in z. T. toxischen Dosen verabreicht wurden und deren Wirkungen und Nebenwirkungen oft auch noch nicht richtig erforscht waren, war nun sein Entdeckergeist geweckt. Nachdem er also festgestellt hatte, dass man einen gesunden, lebendigen Organismus durch regelmäßige Zuführung kleiner Dosen von Arzneistoff aus dem Gleichgewicht bringen kann, forschte er weiter, ob dies auch im umgekehrten Sinne Wirkung zeigen könnte, da er nach einer sicheren und besseren Methode zu heilen suchte. Denn er litt unter ernsthaften Gewissensbissen in seinem Beruf als Arzt und er wollte nicht länger – wie er es selbst bezeichnete – ein *„Mörder oder Verschlimmerer des Lebens meiner Menschenbrüder"*[41] sein. Er begann damit eine Reihe zahlreicher weiterer Versuche mit Substanzen pflanzlichen, tierischen oder auch mineralischen Ursprungs an sich selbst, an Freunden und Angehörigen, wobei er immer wieder zu dem Ergebnis kam, dass Arzneien an Gesunden charakteristische Symptome hervorriefen, die bei Kranken wiederum heilend wirkten. Als erster Mediziner führte er also Arzneimittelversuche an gesunden Versuchspersonen durch. Bei diesen sogenannten „Arzneimittelprüfungen" schrieb er akribisch jegliches auftauchende Symptom auf, was somit als Gesamtheit der jeweils beobachteten Symptome ein „Arzneimittelbild" ergab. Diese Beobachtungen fasste er in seiner Arzneimittellehre der „materia medica" zusammen. Aus den Ergebnissen seiner Versuche formulierte Hahnemann seine Erkenntnisse als „Ähnlichkeitsregel": *„Wähle sanft, schnell, gewiss und dauerhaft zu heilen, in jedem Krankheitsfall eine Arznei, welche ein ähnliches Leiden erregen kann als sie heilen soll!"* Mit dieser Formulierung tat Hahnemann seine neue Theorie der Öffentlichkeit in „Hufelands Journal" kund. Dadurch entstand nun das „Ähnlichkeitsprinzip" „simila similibus curentur" (Ähnliches mit dem Ähnlichsten zu heilen) – im Gegensatz zur damals üblichen Methode „contraria contrariis" (die Therapie mit Gegenmitteln), da diese nach seiner Auffassung eine langfristige Verschlimmerung oder die Entstehung neuer Krankheiten zur Folge habe. Mit Verdünnungen arbeitete Hahnemann von Anfang an, um mögliche Vergiftungserscheinungen zu vermeiden, wobei er immer weiter verdünnte, um zu sehen, mit welcher möglichst niedrigen Dosis er immer noch die gewünschte Wirkung erzielen könne.

So weit ist hier noch alles gut nachvollziehbar und an sich nicht in Frage zu stellen. Wo es aber anfängt, etwas brisanter zu werden, ist Hahnemanns Hintergrund, der sehr offensichtlich spiritistisch beeinflusst war – ob er letztendlich selbst Spiritist war ist umstritten. Jedoch unbestritten ist, dass einer seiner besten Freunde der Leiter einer Spiritistenloge war, was Hahnemann sicher, bewusst oder unbewusst, beeinflusst hat. Hahnemanns Auffassung davon, was Krankheit ist, beschreibt er in seinem Organon (§9-12)[42] als Störung einer geistartigen Lebenskraft (Dynamis). Da bei den Arzneimittelprüfungen mit den minimalen Dosen des Prüfungsstoffes zunächst wohl nicht die materiellen Regionen des Organismus beeinflusst werden konnten, wie er meinte, schloss Hahnemann daraus, dass dem materiellen Teil des Organismus eine Kraft übergeordnet sein muss, die diesen materiellen Teil beeinflusst. Denn, so argumentierte er, materiell ist ja im Augenblick des Todes und kurz danach noch alles vorhanden und doch ist der Organismus tot. Es müsse also eine Kraft innewohnen, die diese *„tote Materie belebt, in Harmonie einander zuordnet und ihr sagt, was sie tun solle"*[42]. Darum nannte er dieses Regulativ „Lebenskraft". Ich zitiere nun weiter aus dem Organon (§9-12)[42], um den Charakter dieser Lebenskraft im Sinne Hahnemanns etwas deutlicher zu machen: *„Im gesunden Zustande des Menschen waltet die geistigartige, als Dynamis den materiellen Körper belebende Lebenskraft (Autokratie) unumschränkt und hält alle seine Teile in bewundernswürdig harmonischem Lebensgange in Gefühlen und Tätigkeiten, so dass unser inwohnender, vernünftiger Geist sich dieses lebendigen, gesunden Werkzeugs frei zu dem höheren Zwecke unseres Daseins bedienen kann, ... Nur das immaterielle, den materiellen Organismus im gesunden und kranken Zustande belebende Wesen (das Lebensprinzip, die Lebenskraft) verleiht ihm alle Empfindungen und bewirkt seine Lebensverrichtungen. – Wenn der Mensch erkrankt, so ist ursprünglich nur diese geistartige, in seinem Organismus überall anwesende, selbsttätige Lebenskraft durch den dem Leben feindlichen, dynamischen Einfluss eines krankmachenden Agens verstimmt; nur das zu einer solchen Innormalität verstimmte Lebensprinzip, kann dem Organismus die widrigen Empfindungen verleihen und ihn so zu regelwidrigen Tätigkeiten bestimmen, die wir Krankheit nennen, denn dieses, an sich unsichtbare und bloß an seinen Wirkungen im Organismus erkennbare Kraftwesen, gibt seine krankhafte Verstimmung nur durch Äußerung von Krankheit in Gefühlen und Tätigkeiten, das ist, durch Krankheits-Symptome zu erkennen und kann sie nicht anders zu erkennen geben. – Einzig die krankhaft gestimmte Lebenskraft bringt die Krankheiten hervor ..."*[42]

Hahnemann gerät später noch richtig ins Schwärmen, wenn er über diese Lebenskraft schreibt: *„Kein Atom, kein Molekül, keine Zelle, kein Organ könnte ohne sie etwas tun, und wenn sie etwas täten, würde es eigengesetzlich ablaufen und nicht dem Ganzen dienen."* Aber er erhebt diese Lebenskraft nicht zu etwas Allmächtigem oder Unbesiegbaren. Denn ist sie, wie er es als Krankheit ausdrückt, verstimmt, redet er auch in ganz anderen Tönen von ihr: *„Nein, jene herrliche Kraft ... ward gar nicht dazu erschaffen, um sich in Krankheiten selbst zu helfen, nicht, um eine nachahmungswürdige Heilkunst auszuüben, ..."* An einer anderen Stelle geht er sogar noch weiter, indem er von *„höchst unvollkommenen, meist zweckwidrigen Bestrebungen der bloß instinktartigen, verstandlosen Lebenskraft, ..., welche unserem Organismus nur anerschaffen ward, um, solange dieser gesund ist, unser Leben in harmonischem Gange fortzuführen, nicht aber um in Krankheiten sich selbst zu heilen."* Deshalb zog Hahnemann den Schluss: *„Krankheit kann gar nicht durch die Natur allein geheilt werden, sondern in Wahrheit nur durch jene größte Gabe Gottes, nämlich nachdenklichen Verstand und ungebundene Überlegungskraft. Wahre Heilkunst ist jenes nachdenkliche Geschäft, was dem höhern Menschen-Geiste, der freien Überlegung und dem wählenden, nach Gründen entscheidenden Verstand obliegt."*[42]

Hahnemann meinte, nun endlich die wahre „Schaltstelle" gefunden zu haben, an der man eingreifen müsse, um Heilung zu erlangen, und diese lag nicht im materiellen Bereich. Gerhard Risch drückte das in seinem Buch „Homöopathik – die Heilmethode Hahnemanns" so aus: *„Virchow sagte: Die Krankheit sitzt in der Zelle, im Zellverband, Gewebe oder Organ. Die Homöopathik sagt: Die Krankheit sitzt in der Lebenskraft, im Steuerungszentrum; und nur, weil dort etwas falsch läuft, weil es in Disharmonie ist, werden als Folge davon auch materielle Teile des Organismus krank. ... sie sind Ergebnisse der Fehlfunktion des immateriellen Zentrums."*[43] Deshalb war Hahnemann der Auffassung, dass man die verabreichten Arzneistoffe von ihrer Materie befreien müsse, damit sie besser wirken könnten. Dieses Ziel, die Arznei „geistartig, dynamisch" oder wie Risch meint *„moderner ausgedrückt, ,energetisch‚"*[44] zu machen, und sie dadurch in ihrer Wirkung zu stärken (so zumindest seine Auffassung), strebte Hahnemann durch die sogenannte „Potenzierung" (= Kraftentfaltung) an.

Die Idee dahinter war, dass die Lebenskraft durch eine Information/Nachricht beeinflusst werden müsse, um Heilung zu bewirken. In jeder Arznei stecke solch eine Information. Um sich aber mitteilen zu können, müsse diese Information von der umklammernden Materie befreit werden, damit eben nur noch diese Information übrig sei und wirksam werden könne. Das war für ihn nur logisch, da die Lebenskraft geistartig war, so dass diese auch nur von etwas Geistartigem beeinflusst werden könne. Hahnemann nahm also den Arzneistoff und einen neutralen Trägerstoff, dem man diese Information „aufdrücken" könnte. Und so wird stufenweise mit jeder Verdünnung die Materie immer mehr entfernt und bei jeder Verdünnungsstufe das „Programm" durch Schütteln (bei Dilutionen) oder Reiben (bei Triturationen: Tabletten oder Globuli) dem Trägerstoff (Alkohol, Milchzucker, Rohrzucker) mitgeteilt. Hahnemann selbst arbeitete damals erst nur mit der Centesimalskala d. h. er nahm 1 Tropfen Ausgangsstoff und vermischte ihn mit 100 Tropfen Alkohol, schüttelte oder stieß kräftig (bevorzugt auf einen Ledereinband eines dicken Buches) und erhielt dadurch die sogenannte C1 Potenz. Von dieser nahm er dann wieder 1 Tropfen und mischte ihn mit 100 Tropfen Alkohol, schüttelte und stieß und erhielt somit C2 usw.. Goss man eine beliebig potenzierte Potenz über Kügelchen aus (damals nur) Milchzucker, so erhielt man Globuli der gleichen Potenz. Oder bei festen Stoffen nahm man 1 Teil Ausgangsstoff, fügte 33 Teile Milchzucker hinzu und verrieb das Ganze mit einem *„unten mattgeriebenen porcellanenen Pistill ca. 6-7 Min. ziemlich stark, danach scharrt man alles 3-4 Min. lang vom Boden des Mörsers und vom Pistill wieder mit einem Spatel* *aus Porzellan ab*"[42], dann das Ganze noch einmal, bevor man dann weitere 33 Teile Milchzucker zufügte, das Prozedere wie zuvor in zwei Durchgängen und danach noch einmal 33 Teile Milchzucker in der selben Art wie zuvor dazugab. Damit hatte man dann die Potenz C1 erhalten, die man dann wieder mit 99 Teilen Milchzucker stufenweise wie vorher verarbeiten konnte, um die nächste Potenz, C2, zu erhalten. Ab C4 wird mit Alkohol aufgelöst und als Dilution weiterbearbeitet bis zur C30. Am Ende seines Lebens erfand Hahnemann die LM-Potenzen in der Absicht, seine Medikamente *„sanfter aber doch tiefgreifend"* wirken zu lassen. Dabei werden bei jeder Stufe zwei „neutrale Träger" hintereinander verwendet. Er stellte dazu aus 0,06 Gramm Pulver einer C3 mit 500 Tropfen von einem Alkohol-Wasser-Gemisch eine Stammlösung her. Von dieser nahm er 1 Tropfen und fügte 100 Tropfen Alkohol hinzu, diese Mischung wurde 100 Mal geschüttelt bzw. gestoßen *(„gegen einen harten aber elastischen Körper" (Organon §270)*[42]). Damit wiederum befeuchtete er winzig kleine Streukügelchen aus Stärkemehl und Rohrzucker (*„Wovon 100 1Gran wiegen"* /1Gran j = 0,06 Gramm) die in einem Gefäß aus Porzellan oder Glas lagen. Diese klopfte er dann aus dem Gefäß und ließ sie auf Löschpapier trocknen. Dies ergab somit die LMI. Davon nahm er 1 Kügelchen, löste es in 1 Tropfen destilliertem Wasser auf und gab 100 Tropfen Alkohol hinzu usw. Mit diesem Verfahren fuhr er fort bis LMXXX. Laut seiner Rechnung konnten 500 der Streukügelchen nicht einmal 1 Tropfen völlig absorbieren, womit wir auf ein Verdünnungsverhältnis von 50 000 kommen (zuerst mit dem Alkohol 1:100, dann mit den Kügelchen nochmals 1:500, was rechnerisch insgesamt 100x500 ausmacht). Logisch gefolgt müssten diese Potenzen eigentlich als Q (Quinquagintamillesimalsystem) bezeichnet werden, wie es bei einigen Autoren auch der Fall ist. Aber auf den Fläschchen wird man eher die Bezeichnung LM vorfinden (L für 50, M für 1000), da sich dies nun mal so eingebürgert hat. Auch die Einnahme dieser LM Potenzen wurde von Hahnemann genau reglementiert: So nimmt man 1 Kügelchen und löst dieses in Wasser und Alkohol auf. Von dieser

Mischung dann sollte der Patient täglich oder nur alle paar Tage 1-5 Tropfen nehmen. Natürlich sollte man sie vor der Einnahme noch 10 mal kräftig schütteln, auf dass sie mit jeder Einnahme etwas *„höher dynamisiert und so von der Lebenskraft ohne Schaden angenommen würde"* *(Organon §247)*[42].

Die D-Potenzen (Dezimalsystem), die bei uns in Deutschland vor allem gebräuchlich sind, wurden erst später durch Dr. C. Herung eingeführt. Dabei ist das Prinzip genau das gleiche wie bei den C-Potenzen, nur eben in der Verdünnung von jeweils 1:10, wobei ab der 30er Potenz kein Unterschied mehr merkbar sein sollte. Auch wurden in dieser Zeit die Potenzierungen weitergeführt bis hin zur D200 bzw. C 200. Bei den verschiedenen Potenzen gibt es nun auch die Einteilung in Tiefpotenzen (D1-6 bzw. C1-3) Mittelpotenzen (bis D12 bzw. C6) und Hochpotenzen (> D12 bzw. > C6), wobei bei den tief- und mittelpotenten Arzneien noch Moleküle der Ausgangssubstanz nachzuweisen sind. Ab der D23 bzw. C12 ist die Lohschmidt'sche Zahl erreicht, das heißt, es ist absolut keine Spur der Ausgangssubstanz mehr nachzuweisen.

Es gibt heute verschiedene Erklärungsmodelle, die Wirkungsweise gerade dieser hochpotenten Mittel zu erklären, die aber alle nur auf theoretischer Basis beruhen, da man ja einfach nichts nachweisen kann (die Wirkung der nieder- und mittelpotenten Mittel kann man noch mit den Wirkungen des Ausgangsstoffes erklären):

• Zum einen wird spekuliert, dass die durch das Schütteln frei gewordene Energie sogenannte Cluster (durch eine elektromagnetische Koppelung miteinander verbunde-ne Anhäufungen von Molekülen, wie sie z. B. im Wasser auftreten) zum Teil auseinander brechen, worauf sich neue Cluster formieren, deren Struktur sich nach derjenigen der potenzierten Ausgangssubstanz richtet. Es wird also ein neuer Ordnungszustand geschaffen, der mit jedem

Potenzierungsschritt zunimmt, selbst wenn keine Moleküle der Ausgangssubstanz mehr vorhanden sind.

- Es gibt auch noch ein ähnliches Modell, wonach man annimmt, dass die elektromagnetische Oberflächenbeschaffenheit der Ausgangssubstanz sich den Oberflächen der „neutralen Trägersubstanz" wie ein Stempel aufdrückt und die „Information" auf diese Art weitergegeben wird. Diese ersteren Modelle nennt man in der Fachsprache auch „Imprint-Theorie" – Theorie deshalb, weil es sich hier wirklich noch um Hypothesen handelt.

- Ein drittes Modell ist, dass die Arzneien im Interstitium (das ist der Raum außerhalb/zwischen den Zellen) wirken, das mit seiner wässrigen Struktur als Regulationssystem den ganzen Körper erfasst. Wenn nun die Struktur des homöopathischen Mittels in Resonanz zu der des Interstitiums steht (man geht hier von einem elektromagnetischen Resonanzeffekt aus), kann es evtl. die pathologische Struktur des Interstitiums im Krankheitsfalle beeinflussen.

Ich persönlich finde diese Erklärungen gut und recht, habe jedoch meine Schwierigkeiten an mehreren Punkten. Zum einen: Wenn sich die Eigenschaften der Ausgangssubstanz stempelartig der Trägersubstanz aufdrücken und dadurch die Wirkung weitergeben, warum werden dann nur die positiven Eigenschaften weitergegeben – was passiert mit den nachteiligen bzw. toxischen z. B. von Arsen, Quecksilber oder Blei, welche Bestandteil einiger homöopathischer Mittel sind? Was tatsächlich soll sich hinter dem Begriff „Information" verbergen, wenn diese sich völlig losgelöst von den schädigenden Eigenschaften weitergeben kann? Wie soll diese Information bei letzterer These herausfinden, in wessen Resonanz sie sich einklinken soll? Ein Beispiel aus der Praxis von einer meiner Homöopathie-Fortbildungen:

Eine junge, verheiratete Frau ging über längere Zeit fremd. Eines Tages traf es sie wie ein Schlag, als sie sich überlegte, wie sie wohl reagieren würde, wenn ihr Mann mit einer anderen Frau fremd gehen würde. Sie meinte, sie würde sich dann umbringen – also beendete sie das außereheliche Verhältnis. Monate später bekam sie Schmerzen an verschiedenen Gelenken – Diagnose: Rheuma. Nach ausführlichem Gespräch mit einem Heilpraktiker (unserem Ausbilder) kam dieser zu dem vermeintlichen Schluss, dass diese Schmerzen deshalb entstanden seien, weil sie diese tolle Nebenbeziehung zugunsten ihrer Ehe beendet hatte, und er behandelte sie auch daraufhin. Würde man mich fragen, so würde ich sofort sagen, dass der Fehler war, diese außereheliche Beziehung überhaupt einzugehen. Und auch hier sind wir wieder an einem Punkt, an dem ich mich frage: Wie will ich dieses seelische Problem, bei dem es sehr stark um Schuld und Vergebung geht, mit einer Hochpotenz – und sei sie noch so hoch – aus der Welt schaffen?

Womit wir auch schon an einer weiteren Besonderheit der Homöopathie gelandet sind: Die Konstitutionstherapie. Allgemein wird in der klassischen Homöopathie immer die konstitutionelle Behandlung angestrebt. Unter der Konstitution versteht man laut Aschner die anlagebedingte individuelle Ganzheit des einzelnen Menschen – die in der Erbanlage begründete und unter Einbeziehung der Umwelt verwirklichte Gesamtverfassung des Organismus. Hier werden primär Geist- und Gemütssymptome (seelische und geistige Verfassung, Wesensart des Patienten, seine Einstellungen, Träume, Gefühle, ...) also Persönlichkeitsmerkmale beachtet. Für die Therapie steht eine bestimmte Anzahl in der Regel hochpotenter Mittel zur Auswahl, die man anhand oben genannter Symptome aus einer Liste im „Repertorium" (Buch mit aufgezählten Charakteristika und zugeordneten Mitteln) heraussucht. Wie schon oben angedeutet, habe ich mit dieser Art der Konstitutionstherapie meine Probleme. Denn es wird hier ja nicht nur unterstützend ein Mittelchen zur Nervenstärkung o. ä. gegeben, hier soll ja in die Konstitution, das Wesen oder die Seele des Menschen eingegriffen werden. Gehört das nicht in Gottes Hände? Was mir bei solchen Behandlungen auch oft auffällt, ist, dass diese Menschen sehr selbstzentriert werden, da sie sich und ihre

Gefühlsregungen, Reaktionen, Träume und körperliche Vorgänge sehr genau beobachten müssen, um jedwede Nuance einer Änderung dem Therapeuten berichten zu können. Wie stark die Individualität in der Homöopathie betont wird, sieht man bei der Repertorisation (Mittelfindung aus Symptomreihen anhand von Tafeln, Büchern oder Computerprogrammen). Dort werden Symptome wie folgt bis ins kleinste Detail erfragt: Geist- und Gemütssymptome, lokale Symptome, Allgemeinsymptome, Leitsymptome und Modalitäten (wann Verbesserung, Verschlechterung durch ...).

Eine weitere Besonderheit der klassischen Homöopathie ist die „Miasmenlehre". Hahnemann überlegte sich, was alle chronischen Krankheiten gemeinsam haben könnten, und kam dabei auf folgende Punkte:
1. Sie sind chronisch und unheilbar und enden erst mit dem Tod.
2. Sie fressen sich unter immer wieder aufflackernden Schüben in immer zentralere Regionen vor.
3. Wenn ihre äußeren Manifestationen durch lokale Maßnahmen unterdrückt werden, geschieht das Gegenteil von Heilung, und sie verschlimmern sich.[45]

Er kam also zu dem Schluss, dass wenn ein Mensch nicht völlig gesund ist, wenn bei ihm immer wieder einmal hier und da krankhafte Erscheinungen aufflackern, dann leidet er an einer chronischen Krankheit. Die immer wieder sich einstellenden Krankheitserscheinungen darf man dann nicht als immer wieder neue Erkrankungen sehen, sondern muss sie als „Teile eines tief liegenden Ur-Übels" begreifen (aus „Chronische Krankheiten"[46]). Ein gutes Anschauungsbeispiel einer chronischen Krankheit mit diesen Charakteristika war für Hahnemann in seiner Zeit vor allem die Syphilis. Behandelte man ihre äußeren Manifestationen durch lokale Maßnahmen, so verschlimmerte man die innere Krankheit und beschleunigte ihren Verlauf der völligen Destruktion. Nun ist die Syphilis ja eine venerische (sexuell übertragbare) Krankheit. Auf demselben Gebiet fand nun Hahnemann noch eine andere Krankheit, die er Sycosis nannte, auch „Feigwarzen-

Krankheit" (Chronische Krankheiten S.104), die ihren Ausgang von der Gonorrhoe (Tripper) nahm und die selben Charakteristiken einer chronischen Krankheit, wie die Syphilis auch, hatte. Aber Hahnemann fand auch noch eine andere nicht-venerische Krankheit, die er Psora nannte. Diese Bezeichnung entlehnte er aus der Septuaginta, einer vorchristlichen Übersetzung des hebräischen Alten Testaments ins Griechische, wo bei Mose dieser Ausdruck an mehreren Stellen für „krätzeartigen Aussatz" vorkommt Nach Hahnemann ist dieses aber keine eigentliche Hautkrankheit, da es nach seiner Lehre ja keine eigenständigen Hautkrankheiten gibt. Hahnemann sah in der Psora *„die Mutter aller chronischen unvenerischen Übel"* von Asthma bis Rheuma, über Diabetes bis Hepatitis, Sinusitis bis Heuschnupfen, Colitis ulcerosa bis Epilepsie, von Herz- bis Geisteskrankheiten, Hämmorhoiden bis Fußpilz, etc. Hahnemann braucht 40 Seiten, um sämtliche Symptome aufzuzählen, die die Psora hervorbringen kann, nur um auch noch mit der Bemerkung *„Dies sind einige der vorzüglichen, von mir beobachteten Symptome, ..."* abzuschließen. Nach Hahnemann haben also sämtliche chronische Krankheiten ihren Grund in einer dieser drei Grunderkrankungen, an denen man sich laut Hahnemann anstecken kann (diesen Vorgang nannte er Miasma – der Begriff wurde aber später grundsätzlich für die Grunderkrankungen angewandt) oder auch vererbt bekommen kann. Später kam von seinen Nachfolgern noch die „Tuberkulinie" dazu (hat nichts mit tatsächlicher Tuberkuloseerkrankung zu tun), welche eine Mischerkrankung von Psora und einer der venerischen Grunderkrankungen sein sollte. Aufgrund dieser „Erkenntnisse" erfand Hahnemann die Nosodentherapie, was von seiner Logik her wie eine Impfung anzusehen ist. Er nahm vom Sekret des Krankheitsherdes (der bei Übertragung krank machen würde) und verarbeitete ihn zur Hochpotenz (mindestens C30) und machte so ein Medikament daraus. Aber er verwendete gegebenenfalls auch andere Mittel in ihrer Hochpotenz, so z. B. Quecksilber für chronisch-miasmatische Erkrankungen der syphilitischen Art. Diese Mittel werden meist nur einmalig oder in sehr langen Intervallen gegeben. Bis die sogenannte „Erstverschlimmerung" und die darauffolgende Gegenreaktion abgeklungen ist und die Krankheit wieder von neuem beginnt.

Sie sehen, die Homöopathie ist sehr umfangreich und wirklich schwer zu beurteilen, da sie einige interessante Denkansätze beinhaltet und zum Teil doch recht erstaunliche Erfolge verbuchen kann (z. T. auch nicht!). Und auch ich bin oft hin und her gerissen – und was ich hier schreibe, ist mein Standpunkt dazu heute.

Aber nun müssen wir uns doch der berühmten „Gretchen-Frage" widmen. Ich persönlich wende in meiner Praxis nur die tief- und mittelpotente Homöopathie an und dies mit einigem Erfolg. Mir war es, nachdem ich mich wirklich auf vielen Wegen über diese Therapieform kundig gemacht habe, doch wichtig, innerhalb des noch nachvollziehbaren Bereichs zu bleiben. In der tiefpotenten Homöopathie sind die Übergänge zur Phytotherapie, die ich sehr schätze, zum Teil sogar fließend: Oft sind die Medikamente identisch und auch dort muss man die Verdünnungen in D-Potenzen angeben. Hahnemanns Arzneimittelbilder können sehr hilfreich sein – er hat in dieser Hinsicht gründliche Forschung geleistet. Die Behandlung mit Hochpotenzen lehne ich jedoch ebenso ab wie die Hahnemann'sche Konstitutionstherapie, da ich nach den angeführten Bedenken und nach all dem, was ich bei meinen Fortbildungen von den Hochpotenzen mitbekommen habe, einfach zu keinem anderen Schluss kommen kann. Hierbei finde ich es höchst interessant, dass ansonsten analytische Denkernaturen, wie auch z. B. Risch, bei den Hochpotenzen schlichtweg nur noch schwärmerisches Zeug herausbringen, obwohl sie sonst sehr seriös und wissenschaftlich klingen. Auch bei meinen Vorträgen ist es doch auffällig, dass so ziemlich jedes Mal mindestens eine Person aufsteht und in höchstem Maße überzogen schwärmerisch und verbissen „ihre" Homöopathie verteidigt. Oft geschieht dies schon, bevor ich etwas wirklich Wertendes gesagt habe, aber meist in einer Weise, dass alle anderen Zuhörer nach einiger Zeit bereits anfangen, höchst genervt ihre Augen zu verdrehen, weil diese Person einfach aus purer Verbissenheit zu keinem Ende finden kann. Das sieht nach meinem Ermessen doch sehr stark nach einer unnatürlichen Bindung aus, die über eine normale Dankbarkeit dieser Medizin gegenüber hinausgeht. Da sollten sich diese Personen doch einmal fragen, an wen oder was sie glauben. Was wohl mit und in ihnen passieren würde, würde Gott sie darum bitten, diese Medizin für eine Weile nicht mehr zu nehmen ...? Mich hat auch meine eigene Reaktion recht nachdenklich gestimmt, als ich diese Methode für mich in Frage gestellt habe. Ich wollte auch nicht loslassen davon, da es doch etwas Glitzerndes, Faszinierendes an sich hat – man hat das Gefühl, eine „mächtige Waffe" in der Hand zu haben, mit der man gegen so ziemlich alles ankämpfen kann.

Ein weiterer Grund meiner Bedenken ist – ausgehend von dieser fesselnden Faszination, welche die Homöopathie ausübt – einmal mehr die Frage nach der dahinterstehenden Philosophie und deren Trennbarkeit von der Methode. Viele Christen argumentieren ja, dass Hahnemann kein Spiritist sein konnte, da er doch so ein edler Mensch gewesen sei. Ich glaube, da haben viele einfach ein falsches Bild von den Spiritisten. Auch ich habe anfangs immer das Bild von irgendwelchen finsteren Satanisten vor Augen gehabt, wenn man vom Spiritismus redete. Aber diese Menschen sind ganz im Gegenteil sehr auf Stil bedachte, zuvorkommende Menschen, die mitunter auch sehr christlich klingen können und sich z. T. auch so fühlen, da sie ja mit sogenannten Engeln kommunizieren. So wie Hahnemann auch des öfteren von Gott redet.

Eine in christlichen Kreisen sehr anerkannte Persönlichkeit berichtete mir von ihrem Arzt, der ein überaus feiner Mensch war und den man auch in der Kirche antreffen konnte. Dieser gab ihr eines Tages eine Zeitung in die Hand mit dem Titel „Geistige Loge". Es sei faszinierend gewesen, darin zu lesen. Da ging es um Offenbarungen, die diverse Führungspersönlichkeiten dieser Loge angeblich von Engeln bekommen hatten. Es hörte sich auch alles sehr christlich an. Aber hier muss man an das Wort der Bibel denken, dass Satan auch als Engel des Lichts verkleidet auftreten kann (2 Kor 11,14). So hell nämlich, dass man geblendet wird und falsch abbiegt oder auch auf Dauer blind werden kann. Die Frau begann nun, diese Zeitung regelmäßig zu lesen, und gewann, ihrer Meinung nach, immer mehr wirkliche Erkenntnis Gottes und sie strebte nach immer neuer Erkenntnis. Hätte man sie in dieser Zeit gefragt, so wäre die Antwort gewesen, dass ihre Beziehung zu Gott dadurch ja nur besser werden könne, je mehr Erkenntnis man über Ihn bekommt. Das hört sich harmlos an – aber auch das waren Spiritisten. Und nachdem diese Frau sich letztendlich von dieser Loge losgesagt hatte, gingen ihr die Augen auf und sie sah, was hier „gespielt" worden war. Wusste sie zwar, dass Spiritisten mit Toten redeten – und das war ganz klar von Gott verboten (Lev 19,31; 20,6.27; Dtn 18,11) –, so dachte sie doch bis dahin, dass Offenbarungen durch Engel gewiss nichts Schlechtes sein könnten. Begegnungen mit Engeln gibt es ja auch einige in der Bibel – aber ich weiß von niemandem, bei dem ein Engel mit dieser Intention gerufen wurde und daraufhin erschien. (Erinnert uns das nicht sehr stark an die kosmische/göttliche Energie, die plötzlich lenkbar wird?). So erkannte die Frau also auch, dass es sich bei diesen von den Spiritisten gerufenen Gestalten niemals um Engel im christlichen Sinn handeln kann.

Des Weiteren ist dieses Streben nach höherer Erkenntnis sehr charakteristisch für Spiritisten (wobei ich jetzt nicht zum Nicht-Denken aufrufen möchte). Ich meine damit ein ungesundes Streben – ist es nicht das, was die Schlange im Garten Eden versprochen hat? Hahnemann selbst hat in seinem Organon ja auch den Verstand als höchste Gabe Gottes dargestellt. Aber hier wird die Gabe über den Geber gestellt. Der Durchblick zählt über alles. Daher auch die berühmten Seelenreisen. Hier ist der entsprechende Leitsatz der Spiritisten ja: „*Die menschliche Seele muss vom Körper befreit werden, um wirklich frei zu sein.*" Genau dieses Prinzip sehe ich in der Formulierung Hahnemanns zu seinen Potenzierungen ins Immaterielle, wenn er von der

„*Umklammerung der Materie*" spricht. Bei ihm muss das geistartige des Ausgangsstoffes sich von der Materie befreien, um wirklich wirken zu können. Und hier meine ich, findet wieder eine Verschmelzung eines anderen Weltbildes mit der Methode statt. Natürlich gibt es immer wieder Berichte, wonach die Mittel wirken – aber wessen Geistes Kind ist die klassische (hochpotente) Homöopathie wirklich? Vielleicht gibt es eines Tages wirklich eine fundierte, wissenschaftliche Erklärung für die Wirksamkeit einzelner hochpotenter Mittel – aber bis dahin bleibe ich ausschließlich bei Verdünnungen, in denen noch Wirkstoffe nachweisbar sind.

Bei meinen Vorträgen taucht auch oft die Frage auf, wie es sich denn mit der Herstellung verhält: Ist das Schütteln schon „daneben", oder wie sieht es mit „Besprechungen" und astrologischem Beiwerk aus? Hier ist es so, dass man von exotischen Kleinfirmen solche Sachen des öfteren mitbekommt, da diese die Herstellung meist auch noch von Hand machen. Aber bei den großen Firmen, die auch Phytopharmaka herstellen, darf man solches nicht erwarten – hier wird auch maschinell potenziert.

Homotoxikologie

Die Homotoxikologie geht auf die Lehre des deutschen Arztes Dr. Hans-Heinrich Reckeweg (1905-1985) zurück, der aus mehreren medizinischen Modellen eine Art Synthese schuf. Für Reckeweg ist der Auslöser einer Krankheit eine chronisch fortschreitende Vergiftung des Körpers, zugefügt entweder durch unzureichende Entgiftung oder von außen zugeführten Giften. Somit ist die Krankheit also eine biologisch sinnvolle Sache, sozusagen eine „Giftabwehrreaktion" des Körpers. Nach Reckeweg verläuft dieser Vergiftungs- und in dessen Schlepptau Zerstörungsprozess in sechs Phasen ab, wobei die ersten drei vom Körper aus selbst bekämpft werden können und reversibel sind, ab dem dritten Stadium der Körper aber Hilfe von außen braucht. Diese Hilfe erhält er in homöopathisch aufbereiteten Mitteln (meist tief- und mittelpotenten oder gemischten Potenzen), die neben den für die Homöopathie gegebenen Ursprüngen und Nosoden (s. Homöopathie) auch isopathischen (z. B. nach einer „Vergiftung" nach Antibiotikabehandlung das Antibiotika verdünnt aufbereitet) oder tierischen Ursprungs sind. Die Anwendung aufbereiteter Organe oder Teile davon vom Schwein ist nämlich hier die Besonderheit. Vom Schwein deshalb, weil dieses organisch gesehen ziemlich viel Ähnlichkeiten mit denen des Menschen hat. Mit diesen Aufbereitungen versucht man, genau das entsprechende Organ anzusprechen und zu unterstützen. Diese und auch die anderen Mittel sollen einen stimulierenden Arzneireiz setzen, der den Organismus dazu anreizt und unterstützt, sich mit den Giften auseinanderzusetzen, um so eine Eliminierung derselben zu begünstigen.

Ich persönlich arbeite in meiner Praxis mit gutem Erfolg mit dieser Therapieform. Nachdem ich die Möglichkeiten zu näheren Gesprächen mit einigen leitenden Mitarbeitern der Firma, die diese Präparate herstellt, hatte, waren auch meine Bedenken, was die „homöopathische Aufbereitung" dieser Mittel angeht, weitgehend beiseite geräumt. Auch fällt bei dieser Therapiemethode im Gegensatz zur Homöopathie die Konstitutionstherapie weg, man bleibt sozusagen im Bereich des normal Behandelbaren.

Magnetfeldtherapie

Der Glaube daran, mit Magnetismus heilen zu können, geht schon bis ins alte Ägypten zurück. Auf wissenschaftlicher Basis kam er allerdings erst seit Ende des 2. Weltkrieges auf, durch den deutschen Arzt O. Gleichmann, der als Erfinder des „pulsierenden magnetischen Großfeldes" gilt. Diese

Erfindung wird bis heute weiterentwickelt und weiter erforscht. Die Idee dahinter ist, dass die meisten biologischen Vorgänge von elektrischen Vorgängen bewirkt werden oder damit verbunden sind. Daher versprach man sich eine umfassende Wirkung auf den gesamten Organismus, wenn man diesen mit einem großen Magnetfeld behandeln würde, was auch einige Studien bestätigten. Außer der Wirkung auf die Ionen werden gleichzeitig auch die biologisch-kybernetische Vorgänge des Körpers beeinflusst. Das heißt, es werden neben der Wirkung auf die Nervensignale (die ja elektrisch ablaufen) und einem beschleunigten Ionentransport und einer dadurch erhöhten Zellstoffwechselaktivität und Durchblutungsförderung auch der Stoffwechsel und damit die Schlackenausscheidung angeregt. Über weitere Wirkungsträger wie die Supraleitung der Biomoleküle wird noch diskutiert. Da das Magnetfeld durch seine Wirkung auf elektrische Vorgänge fast universell eingesetzt werden kann, möchte man den Berichten in Fernsehen und Presse über diese Wundermittel leicht Glauben schenken. Aber ein Wundermittel, als das es für teures Geld angepriesen wird, ist es leider nicht. Es ist eine sinnvolle Ergänzung zu sehr vielen Behandlungen, da es Heilungsvorgänge, Stoffwechsel etc. tatsächlich fördernd beeinflusst, aber als alleinige Therapie ist es doch etwas wenig.

Ich setze die Therapie vor allem bei gestressten Büromenschen gerne an, da diese zum Teil überhaupt nicht mehr in den Genuss des natürlichen Erdmagnetfeldes kommen, sitzen sie doch den ganzen Tag in ihrem Betonboden-Büro vor ihren sie mit Elektrosmog bombardierenden Geräten und finden sich hinterher auf der asphaltierten Straße wieder, die auch wunderbar abschirmt. Diese Anwendung der Magnetfeldtherapie gründet auf wissenschaftlicher Basis: Sie beruht auf pulsierenden Magnetfeldern, die neben der statischen auch eine induktive Wirkung besitzen und so auch auf ruhende Ladungen einwirken und diese in Bewegung setzen können.

Aber – und das ist ganz wichtig – eine solche Anwendung ist streng getrennt zu sehen vom Mesmerismus, Magnetkettchen und Magnetarmbändern etc., die okkulte bzw. esoterische Formen der „Magnetheilung" sind. Mesmer (1734-1815) nämlich versuchte Menschen zu heilen, indem er sie mit Magneten bestrich. Er nahm dabei an, dass die geheimnisvolle Kraft aus dem Kosmos kommen würde, die er und andere medial begabte Personen dann speichern und auf andere Menschen übertragen könnten (s. Aurasoma). Nach einiger Zeit ging er dazu über, die Magnete wegzulassen, weil er meinte, allein die Ausstrahlung seiner Person, die er „animalischen Magnetismus" nannte, sei es, die heile. Und so entstand der Mesmerismus, der sehr viele Anhänger in okkulten Zirkeln fand. Auch die Magnetkettchen, -armbänder und Amulette fanden ihre Anhängerschaft vorerst in esoterischen Kreisen, da man vermutete, dass durch sie die kosmische Energie eingefangen werden und fließen könne. Wissenschaftlich gesehen sind diese Dinge reine Geldmacherei, da sie statisch, also nicht pulsierend, kaum eine Wirkung auf den Organismus haben können.

Mandalas

Das Malen und Meditieren von Mandalas erfreut sich hier im Westen seit einiger Zeit wachsender Beliebtheit, egal für welche Altersgruppe und für welchen Personenkreis: vom Kindergarten über die Volkshochschule bis zum Altersheim. Der Begriff „Mandala" kommt aus dem Sanskrit und heißt übersetzt „Kreis" (deshalb ist auch immer eine Kreisform dabei), welcher den Kreislauf bzw. das Rad des Lebens darstellt (mit seinen Entwicklungsstufen und Inkarnationen) und die Gesetze des Kosmos und dies aus dem Blickwinkel der Reinkarnationslehre. In Tibet und bei den Hopis (amerik. Indianerstamm) werden Mandalas auch heute noch im alltäglichen rituellen Gebrauch benutzt.

Das Mandala wird als archetypisches Symbol von Mensch und Universum, von Selbstfindung und Bewusstseinsentwicklung, vom „Zwiebelschalenmodell" des kosmischen Menschen verstanden (das ringförmig von außen – der physischen Ebene – über diverse andere Entwicklungsebenen bis in den Mittelpunkt der vollständigen Erlangung der Göttlichkeit geht). Es spiegelt verschiedene Bewusstseinsebenen wider und wird als Werkzeug für den Entwicklungsprozess des Menschen angewandt. Das Mandala dient zur Erkenntnis der momentan erreichten Bewusstseinsebene und hilft daraufhin bei der Erlangung höherer Erkenntnis und einer höheren Bewusstseinsebene. In Tibet hatte das Mandala außerdem die Aufgabe, dämonische Kräfte umzuwandeln.

Ich denke, hier handelt es sich um eine klare „Spielart" aus einer nicht-christlichen Tradition, die auch in ihrem Wesen und der Bedeutung nicht von ihr getrennt werden kann. Deshalb macht es mich jedes Mal traurig, wenn ich von ansonsten christlichen Verlagen Mandala-Malbücher herumliegen sehe. Auch wenn die Muster so manchem alten Glaskirchenfenstermuster ähnlich sehen: So etwas gehört nicht in unsere christliche Kultur und schon gar nicht in die Hände unserer Kinder. Sie sollten nicht schon im jungen Alter an esoterischen Einfluss gewöhnt werden und quasi „abgebrüht" ihr Gespür dafür schon gar nicht mehr entwickeln können, was „daneben" ist. Da gibt es doch wirklich bessere und dazu noch aussagekräftigere Vorlagen zum Ausmalen, durch die sie zudem an die wahre „Quelle des Lebens" herangeführt werden können.

Mineralstoffe nach Dr. Schüssler/ Biochemie nach Dr. Schüssler

Dr. Wilhelm Heinrich Schüssler (1821-1898) lebte in der gleichen Epoche wie Samuel Hahnemann (1755-1843) und suchte wie dieser auch nach einer alternativen Therapie zu den medizinischen „Holzhammermethoden" jener Zeit. Wie schon andere seiner Zeitgenossen, wollte auch Dr. Schüssler nicht akzeptieren, dass von außen eindringende Mikroorganismen (Viren, Bakterien) die wahre Ursache einer Erkrankung seien, sondern er maß vielmehr dem inneren Milieu die größere Bedeutung zu. Denn durch die innere Übersäuerung erst wird das Immunsystem geschwächt und eine ideale Grundlage zur Entwicklung fast aller Krankheitskeime gegeben. Für ihn beginnt die Krankheit also schon einige Zeit, bevor die ersten Erreger nachweisbar sind oder diverse Beschwerden auftreten.

Zu diesen Krankheiten durch Übersäuerung können wir natürlich auch zahlreiche unserer heutigen sogenannten Zivilisationskrankheiten zählen. Denn durch immer mehr raffinierte Nahrungsmittel – von Lebensmitteln kann hier ja keine Rede mehr sein – und immer mehr zuckerhaltige oder künstlich gesüßte Getränke wird unser Körper täglich mit einer Flut von Säure überschwemmt, ohne die zum Puffern nötigen Mineralstoffe dazugeliefert zu bekommen. Auch Kaffee, Nikotin und Alkohol und vor allem der Stress, den wir dadurch zu lindern suchen und auch andere Emotionen wie Angst, Ärger, Wut, Verdruss und Trauer führen zu einem verstärkt sauren Milieu in unserem Körper. Nicht ganz zu unrecht haben unsere Großmütter und Mütter Süßigkeiten als „Knochenfresser" bezeichnet, da der Organismus die ihm zum Puffern fehlenden Mineralien aus seinen eigenen Depots und Strukturen auslöst, um sie dem Stoffwechsel zur Verfügung zu stellen. Doch das ist nicht das Hauptproblem. Dieses besteht in der Lahmlegung des Zellstoffwechsels, da nicht mehr genügend Mineralstoffe in den Zellen und im Interstitium (Zwischenzellraum) vorhanden sind, um einen vernünftigen Austausch aufrecht zu erhalten. Dies bringt dann zudem die Verschlackung des Gewebes mit sich, was wiederum den Zellstoffwechsel noch mehr verlangsamt. (Eine gut sichtbare Form dieser Verschlackung ist z. B. die Orangenhaut). Genau in diesem interstitiellen Austausch sollen die Mineralstoffe nach Dr. Schüssler ihre Wirkung ansetzen, indem sie in die Mechanismen der Informationsübertragung regulierend eingreifen. Sie sollen die Leitfähigkeit der Molekülvernetzung im Interstitium verbessern. Als weitere Wirkung soll die Verbesserung des Mineralhaushalts des Nährbodens Mikroben unschädlich machen. Außerdem sollen damit Blockaden gelöst werden, besseres Ansprechen von Homöopathika und Isopathika durch verbesserte Informationsübertragung, Entsäuerung bzw. Regulierung des Säure-Basen-Haushalts, Unterstützung antimikrobieller Therapie, Verbesserung des Immunsystems, Verbesserung des Zellstoffwechsels, -aufbaus, -membranpotentials und bessere Befindlichkeit auf psychischer Ebene erreicht werden.

Nun sind diese Mineralstoffe nicht einfache Nahrungsergänzungsmittel, wie sie in so manchem Basenpulver oder so manchen -tabletten oder in Lebensmitteln vorkommen, sondern sie unterscheiden sich davon durch zwei Besonderheiten. Zum einen sind bei den Schüsslersalzen jeweils ein basisches und ein saures Element miteinander verbunden so z. B. Calcium = Base und Phosphor = Säure zu Calcium Phosphoricum. Die Idee dahinter ist, dass der Organismus so diese Kombination nicht erst selber zusammen bauen muss und die Kombination daher für den Organismus sehr wirkungsvoll ist, da sie dort in der Natur auch als solche nur vorkommt. Zum anderen sind die Schüsslersalze potenziert. Die Potenzierung geschieht ähnlich wie in der Homöopathie und wird in Dezimalschritten durchgeführt. Die Potenzierung geht hierbei aber maximal bis zur D12 – es ist also noch „Stoff" in der Tablette oder Pastille vorhanden. Als Trägermittel wird anstelle der Verwendung einer alkoholischen Lösung mit Milchzucker verrieben. Die Idee dahinter ist, dass der Körper durch die Feinstofflichkeit und den Träger Milchzucker die Salze schon im Mund durch die Mundschleimhaut aufnimmt und diese somit sofort ins Blut und zu den Zellen gelangen. Auch meint Schüssler, dass sie auf diese Weise vom Organismus besser aufgenommen werden, weil nach seinen Forschungen die Mineralstoffe in diesem Verhältnis im Organismus vorhanden sind (Schüssler empfiehlt für fast alle Salze D6). Meist wird nicht nur ein Salz eingenommen, sondern eine Kombination von Salzen. Meist wird das Salz, an dem es mangelt, mit seinem Gegenspieler kombiniert. Das Denken, welches dahinter steht, ist, dass in unserem Körper bei sämtlichen Funktionen und Aktionen auch immer ein Agonist mit seinem Antagonisten (= Gegenspieler) zusammenspielend funktionieren muss. Festgelegt, welche Mittel genommen werden müssen, wird per Physiognomie (= Antlitzdiagnose). Geübte Therapeuten können anhand bestimmter Merkmale aus dem Antlitz eines Patienten ziemlich genau über dessen inneren Zustand ihre Schlüsse ziehen (s. Diagnoseverfahren).

Schüssler selbst sah seine Therapie vernünftigerweise immer als Begleittherapie zu einer Veränderung des Lebensstils/der Ernährung, denn ohne diese müssten die Salze ja lebenslänglich genommen werden – was theoretisch auch möglich wäre, denn außer bei einer Milchzuckerunverträglichkeit sind keine Nebenwirkungen zu erwarten (höchstens eine bessere Verdauung und anfangs Blähungen).

Bei der Erwähnung von Potenzierungen werden bei den meisten der Leser wohl im Hinterkopf schon die Alarmglocken losgegangen sein – Stichwort Homöopathie. Aber hier gibt es doch einige wesentliche Unterschiede: Dies fängt schon bei der Mittelwahl an. Während bei Schüssler die dem Menschen fehlenden Mineralstoffe auf der Funktionsmittelebene durch feine Gaben ergänzt werden, wird in der Homöopathie das Mittel nach dem Ähnlichkeitsprinzip bestimmt. Bei den Schüsslersalzen handelt es sich ausschließlich um Substanzen, die in einem gesunden Körper normalerweise in einem ausgewogenem Maße vorhanden sind. In der Homöopathie werden oft Mittel eingesetzt, die in unserem Organismus nicht vorhanden sind. Auch in den Einnahmemengen und der Häufigkeit unterscheiden sich die beiden Therapieformen sehr stark. Bei Schüssler wird normalerweise mit Tabletten oder Pastillen gearbeitet (1 Tablette entspricht ca. 15 Globuli), von denen bei chronischen Zuständen ca. 6 Tabletten täglich eingenommen werden – dies kann sich bei akuten Zuständen bis zu 30 Tabletten stündlich steigern. Daher wird in der

Biochemie nach Schüssler ein Mehrfaches an Ionen eines Mineralstoffes im Vergleich zur Homöopathie eingenommen. Bei dieser wird hauptsächlich mit alkoholischen Lösungen oder Tropfen gearbeitet, von welchen es je nach Indikation von 1 Tropfen/Globuli im Monat (oder sogar auch längere Zeitspannen bei sehr hohen Potenzen) bis zu 3 Mal 5-10 Globuli täglich gehen kann.

Auch im Vorstellungsmodell der Funktionsweise unterscheiden sich die beiden Therapiearten grundsätzlich. Bei Schüssler werden fehlende Funktionsmittel durch Einnahme von geringen Mengen desselben Stoffes ergänzt, während bei der Homöopathie durch Information des Arzneimittels ein Reiz auf den Organismus gesetzt werden soll, dass dieser reagiert und damit eine Korrektur zur Gesundung einleitet. Genau letzterer Unterschied ist für mich der springende Punkt, warum ich mit den Schüsslersalzen auch nicht die kleinsten Bedenken habe, weil ein komplett anderes Denken hinter dem Potenzieren steht als in der Homöopathie – und dass eine Regulierung des Säuren-Basen-Haushalts heutzutage bei fast allen Menschen notwendig ist, sehe ich in meinem Praxisalltag mehr als deutlich! Nur gilt auch hier, sich den Therapeuten vorher etwas genauer anzuschauen, da manche in der Antlitzdiagnostik nicht so firme Therapeuten die Mittelwahl per Pendel oder Astrologie treffen wollen.

Osteopathie

Osteopathie ist eigentlich eine Variante der Manuellen Therapie und Chiropraktik, die in den USA entstanden ist. Auch hier geht es darum, Dysfunktionen, Fehlstellungen und Blockierungen des skelletto-muskulären Halteapparates (Wirbelsäule und andere Gelenke und Muskeln) zu erkennen und zu beseitigen. Dies geschieht anhand von „Mobilisierungstechniken" (= sanftes Lösen durch leichten Zug und

Bewegen der Gelenkflächen in die eingeschränkte Richtung), und/oder durch Manipulation (= Chiropraktik, im Volksmund: Einrenken) und durch Weichteiltechniken (Arbeit am Muskel mit dem Ziel, die schmerzhaften Verspannungen, die durch die Störung entstanden sind, durch Drucktechniken, aktive, passive und reflektorische Dehntechniken zu lösen). Hier ist also von der reinen Technik her alles erklärbar und nachvollziehbar.

Phantasiereisen

Eine Form der Entspannung, die viel in Gruppentherapien angewandt wird, aber auch privat durchführbar ist, sind die sogenannten Phantasiereisen. Dabei gibt es hauptsächlich zwei Formen. Die eine ist, sich aus seinem Körper herauszulösen und in der Phantasie als Wolke, Sonnenstrahl o. ä. oder ganz immateriell zu reisen und verschiedenste Dinge, hauptsächlich auf der seelisch-emotional-geistigen Ebene, zu erleben. Die zweite Art ist die, in seinem Körper zu „reisen". Hier wird tagtraumartig eine Situation nachgespürt, wie z. B. am Meer zu liegen, die Sonne scheint auf die Haut, weicher, warmer Sand umgibt einen, eine leichte luftige Brise streicht sanft über einen hinweg, … Situationen, die man vielleicht im Urlaub erlebt hat – mit denen man etwas Positives, Ruhe, Entspannung verbindet. Hier soll man vor allem versuchen, diese Eindrücke noch einmal direkt körperlich zu erleben, was natürlich einen sehr entspannenden Effekt hat. Ich habe sogar schon von christlichen Therapeuten gehört, die Phantasiereisen in die Arme bzw. auf den Schoß Gottes machen (und sich letztendlich heil-lieben lassen) oder auch Heißluftballonfahrten zusammen mit Jesus. Diese körperumfassenden Formen der Phantasiereisen finde ich ganz gut und hilfreich – je nachdem, was man für ein Entspannungstyp ist. Was ich jedoch absolut nicht befürworten kann, sind erstere Formen, die eine Art Seelenwanderung (vgl. Spiritismus,

Anthroposophie) darstellen – auch das Bild der Sonnenstrahlen entspricht voll und ganz dem Bild der Anthroposophen von der „Göttlichkeit" in und um uns herum, daher schätze ich auch dieses ganz und gar nicht. Ebenso ist das Arbeiten mit Chakren eine für Christen abzulehnende Technik. Dazu gehört z. B. die Vorstellung, man sei ein Baum, spüre die Energie von ganz unten von den Wurzeln (Wurzel-Chakra) bis ganz oben aufsteigen (Kundalini, siehe auch Kapitel „Autogenes Training") und sich gen Himmel öffnen (Scheitel-Chakra). Bei mir stellt sich da immer folgende Frage: Wenn ich sozusagen meinen Körper und Geist öffne und meine „Hülle" mit „offenen Türen" zurücklasse, was kann da in mich hinein? Jesus selbst hat uns angewiesen: *„Seid wachsam"* – will ich da dann meinen Verstand einfach „an der Türe abgeben"? Meist gehen diese immateriellen Phantasiereisen auch in „geistige, überirdische Welten". Verrenne ich mich da nicht leicht auf ein Terrain, das nicht gut für mich ist? Sie sehen: Hier gibt es eine Grenze, die nicht überschritten werden darf. Ich kann daher immaterielle Phantasiereisen nicht gutheißen.

Phytotherapie

Schon immer hat die Therapie mit in der Natur vorkommenden Heilpflanzen in der Volksmedizin ebenso wie in der arabischen und der westlichen Kloster-Medizin eine zentrale Rolle gespielt. Dabei fand die Arzneimittelwahl ursprünglich empirisch, aber auch mystisch religiös oder anhand analoger Merkmale (Signaturlehre) statt. Gerade die christliche Religion fügte der frühen Viersäftelehre noch die Signaturlehre hinzu, indem sie sich sagte, dass Gott den Pflanzen durch ihre Form und Farbe ein geheimes Zeichen mitgegeben hat. Dabei ist nach unserem heutigen wissenschaftlichen Standpunkt die Übereinstimmung ursprünglich analog gefundener Heilpflanzen (wie z.B. das Schöllkraut durch seinen gelben Milchsaft in Zusammenhang mit

Gallenleiden gebracht wurde) mit unserer heutigen analytischen Methode (in Schöllkraut enthalten: spasmolytische, choleretische Alkaloide) oft faszinierend zutreffend. Phytotherapie ist also die Behandlung mit pflanzlichen Wirkstoffen. Dazu gehören Tees, Wickel, Bäder, Inhalationen, etc. bis hin zu industriell gefertigten Phytopharmaka (wobei diese aus natürlichen Ausgangsmaterialien hergestellt werden müssen). Anders als allgemein angenommen, können auch pflanzliche Mittel Nebenwirkungen haben (v. a. Abführmittel wie Sennes und Aloe!), wobei aber das Verhältnis von therapeutischem Nutzen zu unerwünschten Wirkungen sehr vorteilhaft ist, vorausgesetzt, sie werden sachgerecht angewandt. Das Wirkungsmodell der Phytotherapie ist im Gegensatz zur Homöopathie oder anthroposophischen Therapie auf kausale, experimentell begründbare, reproduzierbare und möglichst direkte Wirksamkeit aufgebaut. Sie wird daher auch als allopathisch orientiert eingestuft. Im Gegensatz zur früher eben überlieferten, hauptsächlich empirisch bestimmten Volksmedizin weiß man heute um einen Großteil der Wirksamkeitsträger (wie z. B. ätherische Öle, Flavonoide, Gerbstoffe, Emodine, Bitterstoffe, Steroide, Saponine, Alkaloide) in den Pflanzen, wobei auch hier immer wieder immer neue Stoffe und Stoffuntergruppen (sekundäre Pflanzenstoffe) entdeckt werden (wie z.B. das Lycopin in Tomaten). Auch wurde zur Überprüfung auf Wirkungsnachweisbarkeit eine eigene Kommission ins Leben gerufen. Von dieser erhielten die Arzneipflanzen ihre entsprechenden Pflanzenbilder (= Monografie) und Zulassungen (nach Kommission E). Für 360 Heilpflanzen hat diese Kommission entsprechende Pflanzenbilder zusammengestellt, in denen die Wirkung und Indikationen bestätigt werden, aber auch Nebenwirkungen und Kontraindikationen aufgeführt sind. Es wurden aber längst nicht alle von der Volksmedizin überlieferten Wirkungen und Pflanzen aufgrund dieser Prüfungen anerkannt. Dies bedeutet aber nicht, dass sie unwirksam sind, sondern oft nur, dass die Wirksamkeit oder die wirkenden Substanzen aufgrund unseres heutigen Wissensstands über die Inhaltsstoffe der Pflanzen noch nicht gefunden sind. Auf

Produkten der Pharmaindustrie, die mit diesen „durchgefalle-nen" aber dennoch bewährten Mitteln hergestellt wurden, muss der Zusatz „Traditionell angewendet" stehen. Generell gilt bei Phytopharmaka, dass der Hersteller nachweisen muss, ob und wie sie wirken und welche unerwünschten Wirkungen sie haben können, damit das Bundesinstitut für Arzneimittel und Medizinprodukte diese als Arzneimittel zulässt.

Wie Sie sehen, ist das Gebiet der Phytotherapie recht gut naturwissenschaftlich erforscht und sogar größtenteils von der Schulmedizin anerkannt (z.B. die Digitalispräparate). Es müssen bei der Zubereitung auch keine philosophisch-religiös anmutende Regeln angewandt werden oder ähnliches. Daher halte ich die Phytotherapie – fachgerecht angewendet! – wirk-lich für einen Segen in der Behandlung meiner Patienten, aus dem reichen Garten Gottes.

Varianten der Phytotherapie:
1.) Maria Treben :
Eines der wohl bekanntesten Heilkräuter-Rezeptbücher ist das Buch von Maria Treben. Hier werden volkstümliches Wissen um Heilpflanzen mit Überlieferungen und wohl auch eigenen Erfahrungen und Interpretationen vermischt. Obwohl weltanschaulich unbedenklich, möchte ich diese Rezeptesammlung doch hier erwähnen, da die Rezepturen für wenig kräuterkundige Menschen lebensgefährlich sein kön-nen. Zum einen fehlt Frau Treben häufig das medizinische Wissen um Krankheiten, und ihre Erklärungen stimmen z. T. einfach nicht mit der in Realität nachgewiesenen Ursachen überein. Oder sie verwechselt offensichtlich auch Begriff-lichkeiten wie Inulin (einem Zucker) mit Insulin (dem Hormon). Auch benutzt sie Pflanzen, deren Giftigkeit und Nebenwirkungen oft wissenschaftlich längst belegt sind (z. B. Schöllkraut in entsprechender Dosierung), z. T. so freizügig, dass bei Anwendung entsprechend ihren Angaben toxische Wirkungen zu erwarten sind. Auch ihr Ratschlag, einem Ohnmächtigen einen Esslöffel Schwedenbitter einzuflößen, kann dem Betroffenen leicht ein tödliches Ende bereiten …

2.) Therapie mit Mistelpräparaten

Was für manchen Leser an den Zaubertrank von Miraculix mit seiner Goldsichel aus Asterix und Obelix erinnern mag, ist beispielhaft für ein Phytopharmaka, das im Grenzbereich zwischen alternativer und Schulmedizin steht. Ursprünglich tatsächlich eher traditionell-empirisch gefunden, ist seine Wirkung heute jedoch mehrfach analytisch-wissenschaftlich bestätigt. Meist werden diese Mittel alternativ oder begleitend zu solchen Erkrankungen angewendet, für die es keine absolut wirksame Therapie gibt. So werden Misteln hauptsächlich bei Gelenkerkrankungen u.a. Arthrosen und maglignen Erkrankungen (Krebs) angewendet. Die erforschten Inhaltsstoffe wirken dabei vor allem phagozytosefördernd und immunsystemmodulierend. Dabei ist es nichts mit Zaubertrank trinken – aufgrund ihres Eiweißcharakters müssen sie gespritzt werden, um ihre Wirksamkeit zu entfalten.

Spaß beiseite: Warum ich trotz nachgewiesener Wirkung auf Miraculix, den Druiden, anspiele, ist aus dem Grunde, weil genau diese Therapieform sehr stark von der anthroposophischen Medizin, auch aufgrund ihrer Nähe zum Druidentum, vereinnahmt ist, und deren Mistelpräparate mit entsprechendem Drum und Dran hergestellt sind. So erscheint es auf den ersten Blick fragwürdig, ob diese Therapieform für Christen überhaupt vertretbar ist. Aber bei genauerer Suche findet man auch nicht-anthroposophisch hergestellte Präparate (wie z. B. von der Firma Cefak). Ich selbst habe mit diesen Präparaten recht gute Erfahrungen gemacht.

Reiki

Aus Japan kommend hat diese Methode, Heilung per Handauflegung zu erlangen, unsere westliche Welt geradezu überrollt. Ob in Volkshochschulen oder anderen Bildungsstätten – fast durch die Bank werden dort Kurse in

Reiki angeboten, selbst von ansonsten christlichen Veranstaltern. Reiki ist „in". Vor allem in unserer Welt, die in Anonymität und Hektik zu ersticken droht, ist diese Therapieform des sanften Handauflegens und der Ruhe eine willkommene Abwechslung. Ins Leben gerufen wurde Reiki, was aus dem Japanischen übersetzt so viel wie „göttliche Energie" heißt, von einem Mönch, der an der christlichen Klosterschule von Kyoto unterrichtete. Dieser Mönch wollte ursprünglich unbedingt die Kraft finden, mit der Jesus geheilt hat, und diese sich dienstbar machen (vgl. die Geschichte mit Simon in Apg 8,9ff). Nach wochenlangem Fasten will er dann die Erleuchtung durch Offenbarung und durch die indischen Sanskrit Sutras gefunden haben (womit wir wieder beim Weltbild des alten Indiens gelandet wären, in dem sich der Buddhismus des alten Indiens mit dem Hinduismus des neueren Indiens vermischen – siehe auch Ayurveda). Die Idee dahinter ist, dass durch Handauflegung die universale Lebenskraft oder kosmische Energie von dem Reiki-Gebenden an den Reiki-Empfänger übertragen wird und dort zu den Krankheitsherden oder Blockierungen des Energieflusses im Organismus hinfließt. Auf Diagnosestellungen wird verzichtet, da Reiki gut gegen alles ist und es lediglich um Energiezustände geht. Der Behandler legt für eine Weile seine Hände auf die Stirn des Empfängers und vertieft sich in eine Konzentration. Danach wechselt er nach einem bestimmten Ritual auf andere Körperbereiche über, die ihm geoffenbart worden sein sollen – immer mit der Vorstellung, kosmische Energie anzuzapfen, weiterzugeben und zu lenken. Je nach Erkrankung werden die Hände auf entsprechende Körperstellen gelegt, manchmal auch mit Kristallen, um deren Heilenergie auch mit zu übertragen. Findet keine Heilung statt, so fehlt nach Auffassung der Reiki-Anwender der Glaube. Aber ist Reiki damit allein schon als Religion anzusehen? Wenn man daran glauben muss, damit es überhaupt funktioniert?!

Disqualifiziert es sich somit nicht schon als seriöse Heilmethode? Aber damit noch nicht genug: Obwohl es sich in den Angeboten um Kurse handelt, kann Reiki nicht einfach erlernt werden wie eine gewöhnliche Methode. Nein, es kann nur von einem Reiki-Meister in einem dreistufigen rituellen Einweihungsverfahren an den Reiki-Schüler weitergegeben werden. Dabei legt der Meister seinem Schüler die Hände auf und lenkt die universelle/kosmische Energie in den Körper des Schülers, wo sie versiegelt wird, um künftig immer verfügbar zu sein (mit dem Begriff Energie ist also auch hier nicht der physikalische Begriff gemeint, sondern es findet hier eine Vermischung mit religiös-okkulten Vorstellungen statt). Aber dabei bleibt es noch nicht: Jeder wahre Reiki-Meister hat einen sogenannten „geistigen Führer", bei dem es sich nicht um einen Menschen aus Fleisch und Blut handelt, sondern um ein Geistwesen, also einen Dämonen. Um überhaupt an solch einen geistigen Führer heranzukommen, werden vor allem bewusstseinserweiternde Techniken wie Transzendentale Meditation (TM) angewandt und auch sehr viel mit Mantren gearbeitet (s. Ayurveda). Bezeichnend ist auch, dass die Scientology-Sekte sehr stark an der „Ausbildung" neuer Reiki-Schüler mitmischt.

Ich denke, wenn man sich den Hintergrund dieser „Technik" anschaut, die eigentlich nicht Technik genannt werden darf, sondern als Religion bezeichnet werden muss, die nur von „Therapeuten" ordnungsgemäß durchgeführt werden kann, die dämonisch besessen sind, ist es eigentlich keine Frage mehr, ob Reiki eine für Christen haltbare Sache sein kann.

Wenn Christen einander die Hände auflegen, wozu uns die Bibel auffordert, dann geht es dabei gewiss nicht um eine lenkbare Energie. Unser Adressat muss der dreieinige Gott der Bibel sein, und sein Heiliger Geist, der uns durchströmt, ist nicht von uns lenkbar! Weder durch Besprechungsformeln noch durch Rituale. Der Geist weht, wo und wann er will – und das nach dem perfekten Plan und Willen Gottes. Jeder Versuch, ihn zu manipulieren und ihm unseren Willen aufzuzwingen, ist ganz klar Sünde und bringt nicht Heil, sondern Unheil hervor.

TCM (Traditionelle Chinesische Medizin)/Akupunktur

Die Traditionelle Chinesische Medizin ist ein ganzheitliches System, das sich in zwei Behandlungssektoren aufteilt. So gibt es die „äußeren" Behandlungen, zu denen Akupunktur, Moxibustion, Massage (Tui na an mo), Bädertherapie, Gymnastik und Atemtherapie gehören, und die sogenannten „inneren" Behandlungen, zu denen Pharmaka, Diät, meditative und suggestiv magische Verfahren gezählt werden. Zu einer Heilbehandlung gehörten im alten China immer Verfahren beider Kategorien miteinander kombiniert. Hier war das Therapiesystem sowieso mehr auf Prävention und Lebensberatung eingestimmt. Wurde ein Patient krank, so hatte sein Therapeut mit Schuld daran. Starb ein Patient in der Zeit, in der er in Behandlung war, so musste der Therapeut eine bestimmte Laterne vor seinem Haus aufhängen. War die Behandlung wirkungslos, so wurde nicht bezahlt. Dies ist auch mit ein Grund, warum die Medizinentwicklung in China schon sehr früh sehr stark vorangetrieben wurde. Da Sezieren und Obduzieren in China tabu waren, gab es nur eine ungefähre Vorstellung der inneren Anatomie wie der Organanlage und ihrer Funktionen sowie der Gefäßsysteme. Vor allem Wissen um das Nervensystem und das endokrine System fehlten völlig, ebenso um Erreger wie z. B. Pneumokokken, die eine Lungenentzündung auslösen. Daher hatten die alten Chinesen nur eine sehr rudimentäre Theorie vom menschlichen Organismus, von Chemie, Biochemie, Anatomie und Physiologie. Die Grundlagen für die TCM waren daher meist generelle Ansichten über Gesundheit und Krankheit, die Gemeingut der chinesischen Gesellschaft waren. Die Ideen dahinter stellen kulturelle und spekulative Konstrukte dar, da die TCM hauptsächlich Erfahrungsmedizin ist, die man auf der philosophisch-weltanschaulichen Basis des Taoismus zu erklären versucht hat. In der taoistischen Philosophie gilt die körperlich-geistige Harmonie als höchstes Ziel, und so ist auch das Ziel der TCM die Harmonisierung des Qi-Flusses (der

Lebensenergie) im Menschen. Das Verständnis von Gesundheit und Krankheit in der TCM ist durchdrungen vom Taoismus, da man auch hier das Yin-Yang-Prinzip übernahm. Hier bedeutete Gesundheit, dass Yin und Yang in einem ausgeglichenen Wechselspiel miteinander zusammenwirken und so die Lebensenergie Qi hervorbringen. Yin (bedeutete ursprünglich: die Schattenseite eines Berges) steht für die Prinzipien Weiblichkeit, Innen, Passivität, Erde, Kälte, Mond, Körper, Unterfunktion, Substanz. Yang (bedeutete ursprünglich: die Sonnenseite eines Berges) repräsentiert die Männlichkeit, Nach-außen-Gehen, Aktivität, Himmel, Wärme, Sonne, Geist, Überfunktion, Funktion. In der TCM wurden ihnen noch weitere wichtige Zuordnungen gegeben. Yin steht dabei für Morphologie, Masse, „Hypo-" bzw. Parasympathikus, Beugeseite der Extremitäten (= Arme und Beine), innere und untere Körperregionen. Yang steht für Funktion, Aktivität, „Hyper-" bzw. Sympathikus, Streckseite der Extremitäten, äußere und obere Körperregionen. Außerdem wurden unter den beiden Prinzipien die Organe aufgeteilt und zugeordnet, wobei hier ein Organ den ganzen Funktionskreis beinhaltet (Bsp. Lunge: Atmungtrakt inklusive der Riechorgane).

Dem Yin sind in der TCM sämtliche Vollorgane (Leber, Herz, Milz, Pankreas, Lunge, Niere und das Kreislaufsystem (von den Chinesen als eigenes Pericard-Organ gesehen)) zugeordnet und öffnen sich (manifestieren sich) in Sinnesorganen, während die Yang-Organe alles Hohlorgane sind (Gallenblase, Dünndarm, Magen Dickdarm, Blase, und wieder ein spezifisch chinesisches „Organ": der Sanjiao oder 3-facher Erwärmer genannt) und sich in strukturellen Körperteilen auswirken (z. B. Sehnen, Knochen, ...).

Zwei weitere Hypothesen, auf die die TCM im Wesentlichen aufbaut, ist das Prinzip der fünf Substanzen und das der fünf Elemente. Die fünf Grundsubstanzen des menschlichen Organismus sind in der TCM:
1. die Qi-Lebensenergie (das bewegende, belebende Agens), das bei den Chinesen in verschiedene Qi mit verschiedenen

Aufgaben aufgeteilt wird (Quelle-, Abwehr-, Organ-, essentielles-, reines und wahres Qi)
2. Xue-Blut (nährendes Agens)
3. Jing-Essenz (entspricht Genen und Hormonsystem; materielle Substanz, aus der Qi-Energie produziert wird).
4. Jinye-Körperflüssigkeit (Sammelbegriff für alle Körpersäfte und Sekrete wie z.B. Speichel, Verdauungssäfte, Nasensekret, Harn, Blutserum bzw. -plasma usw.)
5. Shen-Geist (Bewusstsein)

Alle diese Grundsubstanzen funktionieren nur im Zusammenhang mit Qi.

Die 5-Elemente-Lehre, auch die fünf Wandlungsphasen genannt, sind ein abstraktes Entsprechungssystem, das verschiedene „Naturerscheinungen" einem jeweiligen Element zuordnet mit dem Zweck, das antike, naturphilosophisch orientierte Weltbild zu vereinheitlichen. Innerhalb dieser Phasen gibt es zahlreiche Funktionskreise und Zyklen wie z. B. das Mutter-Sohn-Prinzip als Zyklus des Entstehens und umgekehrt das Sohn-Mutter-Prinzip als Zyklus der Konsumation. Diese Zyklen beschreiben Organfunktionsketten, wie die Organe miteinander in Beziehung stehen und sich beeinflussen bzw. wie sie demnach auch über diese Funktionsketten zu beeinflussen sind. Auch werden bestimmte Jahreszeiten zugeordnet, die auf der Beobachtung beruhen, dass bestimmte Organe typischerweise zu diesen Jahreszeiten häufiger Probleme machen als zu anderen. Ebenso werden gewisse Farben zugeordnet gemäß der Färbung, die der Patient bei der jeweiligen Organerkrankung annimmt. Dann werden die Organe dem entsprechenden Teil des Organismus zugeordnet, in den sie sich öffnen (manifestieren). Weitere Zuordnungspunkte sind Geschmack (entweder typische Gelüste oder Abneigungen, oder auch Geschmack, der sich breit macht), Himmelsrichtung (Gebiete in China, wo diese Beschwerdenbilder gehäuft auftreten), Emotionen (die typisch sind, aber negativ beeinflussend auf ihre spezifischen Organe wirken) und die Tageszeit (viele Organe zeigen in ihrer Hauptaktivitätszeit die meisten Symptome). Auch den in den östlichen religions-philosophischen Weltbildern auftauchenden Elementen werden hier Organpaare zugeordnet. Solch ein Organpaar ist jeweils ein Yin- und ein Yang-Organ, die in Korrelation zueinander stehen.

Anhand dieser Zuordnungen von jeweiligen Organpaaren zu all ihren Entsprechungen können wir auch hier das philoso-phische Weltbild des Mikrokosmos im Makrokosmos sehen. Spielen wir das Ganze anhand von Leber und Gallenblase als Organpaar einmal durch: Funktion Leber: Stoffwechsel; Blutreservoir Gallenblase: Sammeln des Lebersekrets. Das zugeordnete Organsystem sind Sehnen und Muskeln, die durch die Funktionen von Leber und Galle als Stoffwechsler und Blutgeber beeinflusst werden. Die beiden Organe öffnen sich im Auge, dessen Sklera sich bei Lebererkrankungen ver-färbt. Als zugeordnete Emotion wird die Wut bzw. der Zorn gesehen („etwas ist jemandem über die Leber gelaufen"; „Gift und Galle spucken"), bei denen man im Volksmund grün wird. Womit wir bei der Farbe wären: Grün, das ist auch die Farbe der Galle. Das zugehörige Element ist Holz, da der Patient bei Schmerzen der Organe hölzern wirkt, der entspre-chende äußere Faktor ist der Wind – bei Dysfunktion gibt es „innere Winde", sprich Blähungen. Als Jahreszeit wird der Frühling angegeben – Frühjahrsmüdigkeit hat sehr viel mit einer entsprechenden „Lebermüdigkeit" zu tun. Die Zeiten am Tag von 23 - 1 Uhr und von 1 - 3 Uhr, wenn die Beschwerden vermehrt auftauchen, entsprechen der „Warmlaufphase", in der nach der Pause am meisten zum Verarbeiten angefallen ist. Als Himmelsrichtung wird der Osten angegeben, dort gab es ernährungsbedingt durch die dort typische reichhaltigere Küche vermehrt Probleme mit Leber und Galle. Das Aroma ist sauer, denn das ist der Geschmack, den die Galle im Mund bewirkt bei entsprechen-dem Aufstoßen.

Ich will mit dieser Aufschlüsselung Ihnen jetzt sicher nichts vorschwärmen, denn ich bin gewiss kein Freund des

Taoismus. Ich ärgere mich nämlich immer, wenn ich sehe, wie gedankenlos auch Christen das Yin-Yang-Symbol als Schmuckstück an sich herumtragen. Denn Yin und Yang bedeuten, dass alles Gegensätzliche und insbesondere auch Gut und Böse im Gleichgewicht harmonisieren – dass sie einander ausgleichen und einander bedingen – und das kann ja nach der Lehre der Bibel Gott sei Dank (im wahrsten Sinne des Wortes) nicht so sein.

Eine weitere Besonderheit der TCM, von der wohl jeder schon einmal gehört hat, ist das Meridiansystem. Jedem Organ ist ein Meridian zugeordnet. Diese stehen wie ihre zugehörigen Organe auch paarweise in Korrelation zueinander, einer ein Parenchymorgan (gewebiges Organ) repräsentierend und der andere ein Hohlorgan. Auch sind diesen Meridianen wie den Organen die gemeinsame Beziehung zu inneren und äußeren Faktoren (s.o.) zugeordnet. Das Wort Meridian wurde von europäischen Schiffsärzten für den chinesischen Terminus „Jing Luo" eingeführt, was soviel wie „das im Inneren des menschlichen Körpers befindliche Blutgefäßsystem" bedeutet. Heute werden die Meridiane vor allem als ein System von Orientierungslinien für die Akupunkturpunkte mit ähnlicher Indikation gesehen und angewendet. Insgesamt gibt es 12 Hauptmeridiane (je Körperhälfte), die in Längslinien spiegelbildlich entlang dem Körper laufen, und ihre kollateralen Meridiane (auch tendinomuskulär genannt) sowie noch 8 sogenannte Extra- oder Sondermeridiane. In diesen Meridianen sollen, nach der Vorstellung der TCM, Qi und Xue in einem 24-Stunden-Rhythmus fließen. Die Nummerierung der Akupunkturpunkte (es gibt 361 davon) auf den Meridianen verlaufen dabei in Fließrichtung von Qi, eine Störung des Flusses führt zu Krankheit. Hier sprechen die Chinesen entweder von Fülle (eine Stauung von Qi, so dass sich zu viel dort angestaut hat, in diesem Falle spricht der Chinese auch von Hitze, was eigentlich ein Erklärungsmodell für akute Symptomatik mit ihren typischen Entzündungsreaktionen ist) oder er spricht von Leere (und Kälte, was für chronische Symptomatik steht mit typischer Mangeldurchblutung und Lymphstauung – dort existiert nach seinem Verständnis ein Mangel von Qi). Soviel allgemein zur TCM, doch jetzt wollen wir uns einige der therapeutischen Maßnahmen genauer ansehen.

Worin sich die Traditionelle Chinesischen Medizin eindeutig von den meisten Heilsystemen mit einem religiös-philosophischem Hintergrund unterscheidet, ist Folgendes: Am Anfang stand hier die Medizin und eine unheimlich gute Beobachtungs- und Kombinationsgabe sowie der Wille zur Weiterentwicklung, und dann erst wurde im Versuch einer Erklärung die Philosophie „untergemischt", nämlich der Taoismus und Buddhismus, die nun in manchen Therapieformen mehr oder weniger tiefgreifend ihren Platz beanspruchen. Einige Verfahren wurden in diesem Prozess erweitert und untrennbar damit verschmolzen, andere kamen hinzu.

Einen besonderen Augenmerk gilt es bei den verschiedenen Verfahren der TCM auf die Therapeuten zu legen, da bei taoistisch beeinflussten Therapieformen oft das I-Ging (chinesische Orakel) oder andere kultische Handlungen miteinbezogen werden, die Gott ein Gräuel sind.

Akupunktur:
Die wohl bekannteste Heilmethode aus der TCM ist die Akupunktur, hat sie doch in den letzten Jahren immer mehr Anhänger selbst unter den Schulmedizinern gefunden. So richtig bekannt wurde die Akupunktur in Europa erst nach 1972, nachdem eine Blinddarmoperation an einem amerikanischen Journalisten in China unter Narkose mit Nadeln weltweit Aufsehen erregte. Während im Westen die Entwicklung der Akupunktur durch Forschung weiter vorangetrieben wurde, stagnierte sie ironischerweise in China, wo sie schon immer eine untergeordnetere Rolle (ihr Anteil liegt etwa bei einem Sechstel der medizinischen Behandlungen) spielte und nur als Begleittherapie in Kombination mit anderen Therapien angewandt wurde. Wenn man von Akupunktur

spricht, so haben die meisten Leute das Bild der Körper-
akupunktur vor Augen. Doch es gibt neben dieser noch die
Schädel-, Ohr-, Knie- und die (Schädel-)Akupunktur nach
Yama Moto. Hier einmal die Definition der Akupunktur von
de la Fuye: *„Einstiche mit Gold- oder Silbernadeln an genau
festgelegten Hautpunkten, die spontan oder druckschmerz-
haft sein können, bei funktionellen reversiblen Erkrankungen oder Störungen zu diagnostischen und/oder therapeutischen Zwecken."* Heute bevorzugt man sterile
Stahlnadeln. Früher galt eben noch die magische Vorstellung,
dass Gold anregend und Silber sedierend (beruhigend) wirken
würden. Diese festgelegten Punkte sind eben die Punkte auf
den Meridianen, die in fixierte Punkte, Erfahrungspunkte,
Ashi- oder Triggerpunkte und noch einige weitere Kategorien
eingeteilt sind, und einigen meridianunabhängigen Extra-
punkten. Diese Punkte sind, wenn man sie genauer mit ana-
tomischem Wissen und dem Wissen aus der manuellen
Therapie im Hinterkopf anschaut: die Triggerpunkte der
Manuellen Therapie (besondere Schmerzpunkte der Muskulatur, durch die man die Muskulatur beeinflussen kann),
Muskelmaximalpunkte (spezielle Punkte, an denen ein Nerv
durch den Muskel tritt, oder Punkte am Übergang zur Sehne,
wo die meisten Rezeptoren sitzen) und Punkte, an denen spezielle Durchtrittstellen von Nerven-, Gefäß und Muskel-
endpunkten an der Haut sind – man nennt sie auch Muskel-
bzw. Nervenreizpunkte (Gate control Theorie: Der Nadelreiz
besetzt und verschließt somit die sogenannte Schmerzpforte
im Stammhirn, so dass die eigentlichen krankheitsbedingten
Schmerzimpulse nicht mehr ankommen können). Eine weitere Erklärung der Wirksamkeit ist die vermehrte Ausschüttung
körpereigener Endorphine (Glückshormone, „Schokoladen-
droge"). Und man reizt natürlich auch Nervenenden, die von
der Oberfläche in die Tiefe zu den Organen hingehen. Die
Wirkungsweise geht reflektorisch über nerval-reflektorische
Mechanismen, humora-endokrine, vasoaktive, muskelrelaxie-
rende und immunologisch aktivierende Mechanismen.
Deshalb kann man die Nadeln auch lokal oder bei sehr aku-
ter Symptomatik an Fernpunkten einstechen. Die Stichtiefe

geht dabei von wenigen Zehntel Millimetern bis zu 40 - 80 mm im Westen (in China noch tiefer). Die Nadeln wirken über den Reflexbogen dann trotzdem auf die „Problemzone" ein. Das Qi-Gefühl, das manche Patienten dabei empfinden und das auch erwünscht ist, ist dabei nichts anderes, als dass man eine der feinen Nervenendigungen angepiekst hat, und dies sich elektrisiert anfühlt – etwa so, wie wenn man sich seinen „Musikerellenbogen" anschlägt, was ja im Prinzip das gleiche Phänomen darstellt. (Auf diese Art wurden übrigens die ersten Meridianverläufe festgelegt, indem man immer wiederkehrende Aussage der Patienten auswertete, wohin der Schmerz oder das elektrische Gefühl ausstrahlte.) Was dann fließt, ist kein ominöses Qi, sondern ich vergleiche den Vorgang dieser elektrischen Reizung am Nerven mit einem Pfeifenputzer. Als unmittelbare Folge wird die Nervenleitfähigkeit hochgesetzt, die damit ebenso den Blut- und Lymphfluss verbessert. Dieser wird außerdem durch die herbeigeführte Entspannung der Muskulatur optimiert, was sich ebenso positiv auf die Psyche auswirken kann und noch an vielen anderen Stellen, wie oben bei den Mechanismen schon beschrieben. Wie Sie sehen, lässt sich bei der Akupunktur doch sehr viel wissenschaftlich und logisch nachvollziehbar erklären.

Auf die Frage, ob Akupunktur für Christen zu empfehlen ist, muss man jedoch genauer unterscheiden. Denn auch hier kommt es zu einem sehr großen Teil auf den Behandler an, insbesondere, auf welchem Hintergrund dieser arbeitet. So hatte ich z. B. während meiner Ausbildung einen Studienkollegen, der über die Nadeln kosmische Energie in den Patienten hineinleiten bzw. schlechte Energie ableiten wollte. Mir wurde dabei regelmäßig übel, wenn ich in der Nähe war. Solche Therapeuten gibt es in meiner Branche leider mehr als genug. Das sind meist solche, die mit der Rechts- bzw. Linksdrehmethode arbeiten. Also auch hier – schauen Sie sich Ihren Therapeuten genau an.

Auf anatomisch-wissenschaftlicher Basis angewendet ist die Akupunktur eines meiner bevorzugten Verfahren, das ich selbst mit sehr großem Erfolg einsetze. Ich betone jedoch meinen Patienten gegenüber stets und distanziere mich somit von der philosophisch-religiös oder auch buddhistisch beeinflussten Akupunktur, dass ich eine sogenannte funktionelle Akupunktur durchführe. Das nimmt der Methode etwas den mystischen Glanz, für den im Westen so viele eine Schwäche zeigen – gerade für solche Phänomene wie das „Qi-fließen-Lassen" u. ä.. Aber irgendwie fühlen meine Patienten sich durch die anatomische Treffsicherheit der Punktewahl und die Behandlungsergebnisse dann doch wieder entsprechend gut aufgehoben.

Nun hat man aber nicht nur diese eine Möglichkeit der Akupunktur, sondern es gibt noch einige Sonderformen, die ich kurz erläutern will.

Elektroakupunktur: Hat nichts mit der Elektroakupunktur nach Voll (siehe dort) zu tun, sondern hier werden Elektroden an die steckenden Nadeln angeschlossen und die Punkte zusätzlich durch Strom gereizt. Das hat zwei Hauptwirkungen: Zum einen wird die Nadel durch den Stromfluss leicht in Bewegung gehalten, das heißt es kommt zu ständig neuen kleinen Reizungen an den Rezeptoren, zum anderen kann man die Nadeln z. B. direkt in einen schmerzhaften Nerv (z. B. bei akuten Ischialgien) stechen und dieses Schmerzpotential durch Einleiten eines feinen Stromes heruntersetzen.

Laserakupunktur: Reizung der Akupunkturpunkte durch Bestrahlung mit einem „sanften" Laserstrahl. Dies wird vor allem bei Kindern und empfindlichen Erwachsenen angewandt oder lokal bei Hauterkrankungen.

Moxa/Moxibustion: Reizung der Akupunkturpunkte durch Hitze (Moxa-Zigarren oder Beifußkegel). Wird vor allem, wie der Chinese sagt, bei „Schwäche- und Kältekrankheiten" eingesetzt, so auch hier im Westen bei Erschöpfungszuständen, Depressionen, chronischen Erkrankungen der Atemwege, und chronischen Verspannungen. Bei uns machte diese Methode vor allem durch das Phänomen des „Baby-drehen-

Lassens" (wenn es sich kurz vor der Geburt noch in der falschen Lage befindet) Furore. Diese Methode wird ansonsten nur selten eingesetzt, da sie sehr geruchsintensiv ist. Nicht von Bedeutung sind hier allerdings die Kräutermischungen, wie geschäftstüchtige Chinesen uns gerne glauben machen wollen. Denn in China selbst wurde früher mit (Vogel)Dung moxibustiert.

Schröpfen: hier werden sogenannte Schröpfglocken (aus Glas oder Bambus), unter die vorher ein Feuerzeug oder ähnliches gehalten wird, um ein Vakuum entstehen zu lassen, auf Akupunkturpunkte gesetzt. Diese werden bei akuten entzündlichen Zuständen evtl. vorher mit einer Lanzette angepiekt. Das nennt man dann blutiges Schröpfen. Die Idee dabei ist, von der „Fülle" weg zu nehmen – Entzündungsprodukte auszuleiten. Oder sie werden einfach so aufgesetzt, um die „Leere" zu füllen – die Durchblutung zu steigern. Ich verwende „unblutiges" Schröpfen gerne auf chronischen Muskelverspannungen, da hier eine gute tiefwirkende Durchblutungs- und damit Stoffwechselsteigerung erreicht werden kann. (Ähnliche Auswirkungen hat auch das Baunscheidtieren, das auch „Akupunktur des Westens" genannt wird. Hierbei wird ein künstlicher Ausschlag hervorgerufen – durch Anritzen der Haut und Auftragen eines bestimmten Mittels – ähnlich dem einer Brennessel. Durch diesen Ausschlag soll ausgeleitet werden – gleichzeitig findet eine extreme und tiefgehende Mehrdurchblutung statt.)

Tui na an mo: chinesische Massagetechnik (heißt übersetzt: schieben, drücken, streichen, klopfen – also die Bezeichnung der Grifftechniken), die auch einfache chiropraktische Handgriffe umfasst. Dabei wird in der Massage Akupressur mitangewendet. Ansonsten kann man sie fast mit unserer westlichen Massage vergleichen, außer dass hier auch für mehr Tiefgang zum Teil mit Ellenbogen und Füßen massiert wird. Für diese Form gilt auch hier, dass sie funktionell durchgeführt werden kann, aber bei entsprechendem Hintergrund des Behandlers furchtbar „daneben" sein kann.

Shiatsu ist die japanische Variante von Tuina. Für meinen Geschmack wird hier aber zu viel Wert auf die östlichen Energiesysteme und den Energiefluss gelegt, daher führe ich diese Technik nicht durch und halte sie nicht für unbedingt empfehlenswert, denn meist wollen die Therapeuten, die ja diese energetische Sicht intensiv vermittelt bekommen, auch irgendwelche Energien zuführen.

Dasselbe gilt für mich bei der **Akupunktmassage**. Hier wird versucht, mit einem Massagestab durch Streichungen entlang der Meridiane und zwischenzeitlichem Drücken einiger Akupunkturpunkte den Energiefluss zu entstauen/harmonisieren. Hier rate ich besonders dazu, dass Sie sich vorher den Therapeuten genau anschauen.

Akupressur: ist ein Bestandteil der Tuina-Therapie, kann aber auch als eigenständige Methode verwendet werden. Hierbei werden Akupunkturpunkte mit den Fingerkuppen oder Fingernägeln bearbeitet. Hier geht man nicht nur stur nach Akupunkturpunkten vor, sondern auch nach Schmerzpunkten. So behandelt man z. B. Muskelansatzpunkte am Hinterhaupt bei Spannungskopfschmerz. Da hier die meisten Spannungsrezeptoren der kurzen Nackenmuskulatur sitzen, spiegelt der leichte Druck darauf dem Gehirn vor, dass diese Muskeln so sehr gedehnt werden, dass sie kurz vor dem Abriss stehen, woraufhin das Gehirn, um dem vorzugreifen, wiederum den Befehl zur Verlängerung (Lockerung) nach unten an die Muskeln gibt. Die Akupressur wird in China, aber auch im Westen vor allem als Selbstbehandlungsmethode propagiert.

Qigong: ist eine alte Meditations- und Therapietechnik des kaiserlichen Chinas. Nachdem es während der Kulturrevolution verboten war, gab es nach 1980 wieder einen enormen Aufschwung für diese Methode: Sie wurde vielfach in den Betriebssport integriert und auf öffentlichen Plätzen betrieben. So schwappte sie auch zu uns in den Westen herüber, nicht zuletzt wegen der beruhigenden und emotional ausgleichenden Wirkung, die man ihr zuschreibt. Heute wird

Qigong als „Entspannungstechnik" bei uns leider inzwischen in vielen Volkshochschulen und Turnvereinen angeboten.

Was steckt hinter dieser Technik? Von der Bedeutung her lässt sich der Name von Qi (= Lebensenergie) und Gong (= läutern/Läuterung) ableiten. Die Idee hinter dieser Methode ist, dass der stoffliche Körper zweitrangig ist und unser Wesen und unsere Gesundheit viel mehr von unserem Energiefeld bestimmt wird. Um dieses Energiefeld möglichst positiv zu beeinflussen, will man durch die Qigong-Techniken das kosmische Qi, als Vertreter des gesamten Universums, in sich hinein lenken, um damit durch diese „reine" Energie geläutert zu werden. Um das zu erreichen, versucht man sich zu versenken und konzentriert sich dabei bewusst vor allem auf seine Atmung, Bewegungen und die Lenkung der Vorstellungskräfte. Das klingt soweit gar nicht so schlecht. Die Bewegungen, die man dabei vollführt, haben es aber in sich. Denn diese sind meist Choreographien mit religiöser Bedeutung. Hier ist der buddhistische Einfluss in die Heilmethode voll und ganz integriert. Man nimmt Kontakt zum Göttlichen auf: Die Hände formen Mudras und öffnen mit ihrer Gestik die Energiezentren und wollen das kosmische Qi durch die Atmung und Bewegung in den Körper lenken und durchgängig machen bzw. schlechte Energien ausleiten. Dabei sollen Selbstheilung, Energieausgleich, Leistungssteigerung und innerer Friede erreicht werden. Dazu soll der Geist, befreit von allem, in einem Zustand von „Leere" und „frohem Desinteresse" ruhen.

Qigong-Heiler meinen sogar, dieses Qi in sich durch Qigong so sehr aktivieren und sogar (über)fließen lassen zu können, dass sie dieses an ihre Patienten, ohne sie zu berühren, übertragen könnten. Manch ein Qigong Meister hat auch schon durch bloßes Berühren mit der Hand eine Neonröhre entzündet oder ein Feuer entzündet durch bloßes Schleudern seiner Energie. Dass dies in den Bereich der Magie, des Okkultismus fällt, ist meiner Meinung nach offensichtlich. Doch dies ist erst die erste Stufe auf der Karriereleiter des Qigong. In weiteren Stufen sollte man dann fähig werden, Kontakt zu seinem geistigen Führer (hier ist kein Mensch gemeint, sondern ein Geistwesen – ein Dämon) aufzunehmen, sich ihm zu öffnen und sich von ihm leiten und erleuchten zu lassen.

Ich glaube, hierzu braucht es keinen weiteren Kommentar – diese Methode ist für uns ganz einfach inakzeptabel, von Gott untersagt. Selbst wenn mir jemand klar machen will, dass diese weiteren Stufen im Westen ja gar nicht bekannt sind und angestrebt werden – es bleibt trotzdem dabei, dass man in den Bewegungsfolgen, die ihre Bedeutungen haben, fremde Götter anbetet und damit klar gegen das erste Gebot verstößt. Warum sollten wir uns auf solch einen Grund begeben, haben wir doch genügend neutrale Alternativen in Stretching, Muskelrelaxation nach Jacobsen (5 sec. maximale Muskelanspannung – loslassen – nachspüren, Wiederholungen ...) u. ä..

T´ai Chi (Chuan): Dies ist eine Form des Qigong, doch hier steht neben der Läuterung (T´ai = das höchste Reine/Absolute) zusätzlich die Funktion einer Kampfsportart (Chuan = Faust/Boxen). Zuallererst kämpft der Ausübende einmal gegen niemand anderen als sein eigenes Ego (deshalb: Schattenboxen), um die absolute Läuterung seines Selbst zu erringen, um dann eine Form der Energie, das Qi, entwickeln zu können, welches „die Oberflächengefäße des Körpers zu einem eisernen Schild" werden lässt, „das undurchdringbar ist und die Attacken des Feindes abfängt". So können T´ai-Chi -Meister in fortgeschritteneerem Stadium auch Stahlstangen und Steinblöcke mit ihren bloßen Händen zertrümmern kraft ihres „kosmischen Energiepanzers". Da es sich hierbei um eine Form des Qigong handelt, gilt auch hier für Christen: Finger weg davon, denn es ist gegen Gottes Wille!

Chinesische Pharmaka: Chinesische Medizin wird meist aus vier bis zwölf verschiedenen Pflanzen hergestellt. Es werden aber auch häufig mineralische oder auch tierische Produkte beigemischt. Mittel aus diesen basieren aber vor allem auf magisch-animalischem Denken, indem man Mineralen und

Tieren spezielle Wirkungen zuschreibt. So soll z. B. der Penis einer Robbe die Potenz steigern und Tigerprodukte sollen die Heilkraft des Körpers steigern (woraufhin der Tiger in China nahezu ausgerottet wurde), ... Die Pflanzen werden vor allem nach dem Gesichtspunkt „wärmend" (für Kältekrankheiten) und „kühlend" (für Wärmekrankheiten) ausgesucht und zu „harmonisierenden" Mischungen kombiniert. In Deutschland und Österreich sind die Chinesischen Mittel nicht zugelassen, daher werden sie meist aus der Schweiz, den Niederlanden, Griechenland oder direkt aus China importiert. Hierbei müssen sie sich keinen gesetzlichen Kontrollen unterziehen, wie das sonst bei allen Medikamenten die Norm ist. Viele dieser „Chinesenmedikamente", wie z. B. die „Chinese black pills", haben oft nichts mehr mit echter traditioneller chinesischer Kräuterkunde zu tun. Bei einer Analyse verschiedener dieser Produkte ergaben sich z. T. katastrophale Belastungen mit Schwermetallen – allen voran Quecksilber. Außerdem enthielten viele dieser Mittel auch undeklarierte und unerlaubte Beimischungen stark wirkender Pharmazeutika wie z. B. Kortisone und Barbiturate. Von ihnen ist also abzuraten.

Einige der volksmedizinischen Heilkräuter sind hier im Westen offiziell anerkannt und auch problemlos zu erstehen, unter ihnen die Teufelskralle (gegen Rheuma), Ginseng (achten Sie dabei unbedingt auf den Wirksubstanzanteil, da Ginseng oft stark gestreckt ist) und Gelee Royale – Anwendungen können das Allgemeinbefinden verbessern.

Feng Shui: siehe eigenständiges Kapitel „Feng Shui"

Yoga

Im Westen als Entspannungs- und Beweglichkeitstraining vorgestellt, ist Yoga, das in der altindischen Tradition seine Wurzeln hat, viel mehr. Es ist ursprünglich ein Meditations-

oder Selbsterfahrungssystem, das auf einem „achtgliedrigen Pfad zur erlösenden Erleuchtung führen" soll. In den unteren Stufen geht es um die Beziehung des Menschen zu sich selbst und zu seinem sozialen Umfeld. Dann geht es weiter über Körper- und Atemübungen und Übungen zur Versenkung und Meditation, bis dann bei der höchsten Stufe das Ziel erreicht ist, nämlich der „Zustand wunschlosen Glücks und inneren Friedens, der Kraft gibt, den Alltag zu bestehen". Bei den ersten Stufen werden vor allem Gewicht auf Entspannung und Beweglichkeitsverbesserung gelegt. Während man so langsam wie möglich die Asanas (genau definierte Haltungen des Yoga) einnimmt, konzentriert man sich zuerst auf die körperlichen Empfindungen, danach wird zur Meditation übergegangen. Hier werden zusätzlich zu den vorhergenannten Zielen auch Bewusstseinserweiterung angestrebt und sowohl psychische als auch körperliche Veränderungen beschrieben. Hier im Westen sind vor allem die Übungen des Hatha-Yoga bekannt – wer kennt nicht den Lotossitz? –, das in Indien als „Yoga der Körperbeherrschung" ausgeübt wird. Jedoch auch hier gehören neben den bewussten Körperempfindungen Versenkungsübungen dazu. Zu jeder Yogaübung gehören außerdem die sogenannten Pranayamas (Übungen, um die Atmung zu regulieren).

Als Einstiegshilfen in die Versenkung und innere Sammlung werden die Anwendung von Mandalas (s. dort) und Mantras (s. Ayurveda) empfohlen sowie die Konzentration auf eine Wärmeempfindung des Bauches, die sich aus der Vorstellung der „Kundalini"-Schlangenenergie (die Kundalini-Schlange ist das Symbol der Göttin der Fruchtbarkeit) entwickeln soll. Es ist die Vorstellung, dass Kundalini, die Schlangengöttin, zusammengerollt im Becken liege und sich nun langsam entwinde und empor zum Kopf steige und dabei mit jedem Chakra gleichzeitig neue Bewusstseinsebenen aktiviere und Energien freisetze und fließen lasse. (Chakren sind Energiezentren im Hinduismus und Buddhismus, die es durch Yoga oder andere bewusstseinserweiternde Techniken zu öffnen/ aktivieren gilt).

154

Laut Fachliteratur wird vom Yoga-Übenden eine *„bestimmte geistige Einstellung vorausgesetzt, bzw. lernt er sie im Laufe der Zeit".* [47]

Yoga ist eingebettet in die indische Religion, daran führt kein Weg vorbei. Selbst wenn man „nur die Körperübungen" macht – auch diese sind gegründet und definiert in ihren religiösen Bedeutungen (die genauen Durchführungsanleitungen und deren Sinn stammen aus dem Sanskrit der Veden – siehe Ayurveda). Auch sind für uns als Christen die hinduistischen Vorstellungen der Chakren, durch die eine kosmische Energie lenkbar auf Abruf fließt, nicht tragbar, und deren Öffnung ist ja unter anderem das erklärte Ziel des Yoga.

Selbst die „Stiftung Warentest", die ja mit unserem Thema wenig am Hut hat, schreibt in ihrem Buch „Die andere Medizin": *„Yoga ist eigentlich eine Lernmethode mit spirituellem Ziel, das durch ein verändertes Bewusstsein erreicht werden soll."* [48] Das verteidigende Argument, das bei meinen Vorträgen dann meistens zu hören ist: „Aber mir kommt es dabei doch nur auf die körperlichen Aspekte an", kann ich so nicht gelten lassen, denn die angestrebten körperlichen Auswirkungen sind verbesserte Beweglichkeit. Diese kann ich mir genauso entspannend gestaltet durch Stretching holen. Dann brauche ich dazu keine Übungen, deren Namen zum Teil schon andeuten, dass diese Technik einiges mit den dazugehörenden Göttern zu tun hat.

Fünf Tibeter: Das ist sozusagen eine Gymnastik-Variante des Yoga, die aus fünf Übungen besteht, welche ursprünglich aus dem tibetischen Hochland stammen sollen. Durch diese Übungen sollen, nach hinduistischer Vorstellung, die Chakren (Energiezentren) angeregt und harmonisiert werden. Für die Fünf Tibeter gilt für mich das gleiche wie fürs Yoga.

Quellenangaben und Verweise

1 vgl. Jörg Müller: „Verwünscht, verhext, verrückt oder was?" – Gibt es dämonisch bedingte Störungen? (Betulius, Stuttgart 1998, S. 67)

2 entnommen aus diversen Seminarunterlagen von „Christen im Gesundheitswesen" (CiG, Postfach 228, D-21518 Aumühle)

3 Rudolf Steiner: „Anthroposophische Leitsätze", Dornach 1954, S. 46

4 Bekenntnis der Christengemeinschaft, 1922

5 vgl. Klaus von Stieglitz: „Die Christosophie Rudolf Steiners" (Witten, 1955, S. 43)

6 Rudolf Steiner: „Das Johannesevangelium" (Dornach 1909, S. 249)

7 Traugott Kögler: „Anthroposophie und Waldorfpädagogik" (Hänssler-Verlag, Neuhausen/Holzgerlingen 1993, S. 19)

8 Rudolf Steiner: „Wie erlangt man Erkenntnisse der höheren Welten?" (Verlag Freies Geistesleben, Stuttgart 1955, S. 15)

9 F. W. Bautz: „Die Christengemeinschaft" (Schriftenmissions-Verlag, Gladbeck 1976, S. 6)

10 Johannes Hemleben: „Rudolf Steiner in Selbstzeugnissen und Bilddokumenten" (Rowohlt, Reinbek 1963, S. 90)

11 Zitat von R. Steiner bei Friso Melzer: „Anthroposophie oder Christus-Nachfolge" (Inst. für Jugend und Gesellschaft, Benzheim 1980, S. 14)

12 M. Augustin V. Schmiedel: „Praxisleitfaden Naturheilkunde" (Gustav Fischer Verl., Ulm/Stuttgart/Jena/Lübeck 1993, 3. Auflage 1999, S. 327)

13 vgl. Mechthild Scheffer: „Selbsthilfe durch Bach-Blütentherapie" (Heyne-Verlag, München 1996, S. 208)

14 Stiftung Warentest: „Handbuch Die Andere Medizin" (Stiftung Warentest, Berlin 1994, 4. Aufl. 1996, S. 213)

15 vgl. Edward Bach: „Heile Dich selbst – Die geistige Grundlage der original Bach-Blütentherapie" (Heinrich Hugendubel Verlag, Kreuzlingen/München 2000, S. 11)

16 vgl. ebd. S. 11

17 vgl. ebd. S. 11/12

18 vgl. ebd. S. 12

19 vgl. Mechthild Scheffer: „Praxis der Original Bach-Blütentherapie" (Heinrich Hugendubel Verlag, Kreuzlingen/München 2000, S. 9)

20 vgl. ebd. S. 9

21 Edward Bach: „Blumen, die durch die Seele heilen" (Heinrich Hugendubel Verlag, München 1980, S. 113)

22 vgl. Edward Bach: „Heile Dich selbst – Die geistige Grundlage der original Bach-Blütentherapie" (Heinrich Hugendubel Verlag, Kreuzlingen/München 2000, S. 13)

23 vgl. ebd. S. 21

[24] vgl. ebd S. 14

[25] vgl. Edward Bach: „Heile Dich selbst mit den Bach-Blüten" (J. E. Petersen, München 1988, S. 257)

[26] vgl. Mechthild Scheffer: „Praxis der Original Bach-Blütentherapie" (Heinrich Hugendubel Verlag, Kreuzlingen/München 2000, S. 12)

[27] vgl. ebd. S. 16

[28] Mechthild Scheffer: „Selbsthilfe durch Bach-Blütentherapie" (Heyne-Verlag, München 1996, S. 19)

[29] Edward Bach: „Heile Dich selbst – Die geistige Grundlage der original Bach-Blütentherapie" (Heinrich Hugendubel Verlag, Kreuzlingen/München 2000, S. 59)

[30] M. Augustin V. Schmiedel: „Praxisleitfaden Naturheilkunde" (Gustav Fischer Verlag, Ulm/Stuttgart/Jena/Lübeck 1993, 3. Aufl. 1999, S. 362)

[31] Klausbernd Vollmar: „Das Enneagramm – Praktische Lebensbewältigung mit Gurdjieffs Typenlehre" (Goldmann Verlag, München 1995, S. 20)

[32] ebd. S. 85

[33] ebd. S. 94

[34] ebd. S. 11

[35] Fr. Mitch Pacwa, SJ, Art. aus „New Covenant", Ausg. Feb. 1991, S. 17

[36] Kwan Lau: „Feng Shui – Harmonisch leben" (Herder, Freiburg 1997, S. 20)

[37] Anton Stangl: „Heilen aus geistiger Kraft" (© 1984 Econ Verlag Düsseldorf und München)

[38] ebd.

[39] Prof. Irmgard Müller: „Die pflanzlichen Heilmittel bei Hildegard von Bingen" (© Otto Müller Verlag, Salzburg 1982)

[40] Hildegard von Bingen: „Heilkunde – Causae et Curae", nach den Quellen übersetzt und erläutert von H. Schipperges (© Otto Müller Verlag, Salzburg 1992, 6. Auflage)

[41] Gerhard Risch: „Homöopathik – Die Heilmethode Hahnemanns" (Pflaum-Verlag, München 1985, 2. korr. Auflage 1993, S. 57)

[42] Dr. S. Hahnemann: „Organon der Heilkunst" (Hippokrates Verlag, Stuttgart 1982, 3. Nachdruck der 6. Auflage)

[43] Gerhard Risch: „Homöopathik – Die Heilmethode Hahnemanns" (Pflaum-Verlag, München 1985, 2. korr. Auflage 1993, S. 39)

[44] ebd. S. 82

[45] Gerhard Risch: „Homöopathik – Die Heilmethode Hahnemanns" (Pflaum-Verlag, München 1985, 2. korr. Auflage 1993, S. 109)

[46] Dr. S. Hahnemann: „Die chronischen Krankheiten, ihre eigentümliche Natur und homöopathische Heilung" (Nachdruck im K. F. Haug Verlag, Heidelberg 1995, S. 104)

[47] Stiftung Warentest: „Handbuch Die Andere Medizin" (Stiftung Warentest, Berlin 1994, 4. Aufl. 1996, S. 182)

[48] ebd. S. 182

Stichwortverzeichnis

Weitere Bücher zum Thema Heilung

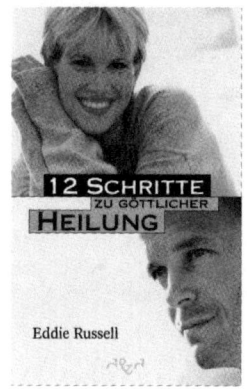

Eddie Russell

12 Schritte zu göttlicher Heilung

Welch ungeahnte Bedeutung liegt in der Ankündigung Jesu vom Gnadenjahr des Herr – auch für uns heute noch! Dieses Buch enthüllt Gottes Willen hinsichtlich unserer physischen, emotionalen und geistlichen Gesundheit. Sie werden Ihre Rechte als Bundespartner Gottes entdecken und erkennen, welcher Schatz für einen jeden von uns bereitliegt. „12 Schritte zu göttlicher Heilung" ist wahrhaftig eine Botschaft der Hoffnung für alle!

88 S., Pb., 12,5 x 20 cm,
ISBN 3-932842-26-X

Simone Pacot

Evangelisierung bis in die Tiefen des Herzens

Ein Buch über innere Heilung: Wie kann Gott das Wesen eines Menschen neu beleben, vor allem in den Bereichen, die in der Vergangenheit zutiefst verletzt worden sind? In fundierter und doch sehr persönlicher Weise spricht die Autorin hierbei sowohl die geistliche wie auch die psychologische Ebene an und kann dabei auf einen großen Erfahrungsschatz aus vielen Jahren seelsorgerlicher Arbeit zurückgreifen.

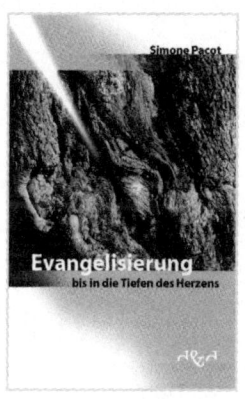

222 S., Pb., 12,5 x 20 cm,
ISBN 3-932842-16-2